トップランナー9人の キャリアパス に学ぶ

理学療法士・作業療法士のための

キャリアマネジメント入門

本橋隆子　編集

医歯薬出版株式会社

編著者一覧

◆ 編　集 ◆

本橋　隆子

◆ 執　筆 ◆（執筆順）

［第1章～第3章］

本橋　隆子　聖マリアンナ医科大学 予防医学教室

関本　美穂　大阪府済生会吹田病院 麻酔科

［第4章 キャリアパス］

諸谷万衣子　Nexus motion

金沢　星慶　東京大学大学院 情報理工学系研究科 知能機械情報学専攻

茂木有希子　株式会社ハート＆アート

明日　徹　医療法人社団天翠会やすなが整形外科

岩隈　彩　大和ハウス工業株式会社 ヒューマン・ケア事業推進部

森　周平　日本理学療法士協会

渡邊　乾　訪問看護ステーションKAZOC

金沢奈津子　国立病院機構本部総合研究センター 診療情報分析部

小川　敬之　京都橘大学 健康科学部 作業療法学科

This book was originally published in Japanese
under the title of：

RIGAKURYOUHOUSHI SAGYOURYOUHOUSHI NO TAMENO
KYARIA MANEJIMENTO NYUMON
（Career Management Guidebook for Physical
therapists and Occupational therapists）

Editor：
MOTOHASHI, Takako
　St. Marianna University School of Medicine

© 2019 1st ed.

ISHIYAKU PUBLISHERS, INC.
　7-10, Honkomagome 1 chome, Bunkyo-ku,
　Tokyo 113-8612, Japan

はじめに

　以前は，理学療法士・作業療法士の養成校を卒業し国家資格を取得した人の90％が医療機関に勤務していました．近年，厚生労働省が推進する地域包括ケアシステムにより，介護や予防分野における療法士のニーズは高まり，活躍の場が想像以上に広がっています．また，療法士の役割の拡大や地位の向上により，管理職やリーダーとしてのマネジメント能力も求められています．

　このような現状を踏まえ，理学療法士・作業療法士養成施設のカリキュラムには，「理学療法管理学」「作業療法管理学」が追加され，養成施設におけるマネジメント教育の重要性が認識されてきました．一方で，病態や理学療法・作業療法に関する知識に比べ，マネジメントに必要な知識の習得には消極的であるのが現状です．しかし，臨床現場では早ければ卒後3年目にはスーパーバイザーとなり学生の指導などにあたり，また地域では他職種や患者・家族から様々な助言や意見を求められます．本書では，今さら聞けないマネジメントに必要な基礎知識をわかりやすくまとめました．

　また，療法士のキャリアパスも多様化しており，養成校で行えるキャリア教育にも限界があります．本来ならば，自分自身の将来やキャリアプランを考える場合，様々な分野で活躍する多くの先輩方の話を聞いて視野を広げて欲しいと思いますが，学生や若手の療法士が各自でそのような機会を得ることは難しいのが現状です．

　本書では，療法士9人のキャリアパスを紹介しています．これは実績を紹介することが目的ではなく，先生方が現在のポジションにたどり着くまでの様々な苦労や失敗，葛藤，またどのような努力をしてきたのかを，赤裸々に執筆していただきました．先生方のご経験やキャリアは，学生や若手の療法士にとって有意義な情報となり，将来の選択肢が広がるのではないかと思います．

　最後になりましたが，本書出版の趣旨にご賛同いただきました明日徹先生，岩隈彩先生，小川敬之先生，金沢星慶先生，金沢奈津子先生，関本美穂先生，茂木有希子先生，森周平先生，諸谷万衣子先生，渡邊乾先生，医歯薬出版株式会社の戸田健太郎氏に厚く御礼申し上げます．

　本書が，この分野を目指す学生や若手の療法士，管理職や地域のリーダーになる療法士の皆さんの足掛かりとしてご活用いただければ幸いです．

2019年3月

聖マリアンナ医科大学　予防医学教室

理学療法士　**本橋隆子**

理学療法士 作業療法士のための
キャリアマネジメント入門

□□□□□□□□□□□ CONTENTS ----------

第1章 マネジメント力をアップさせるための基礎知識 　1

1 誰でもわかる社会保障〜医療保険制度と介護保険制度〜 ------- 本橋隆子，関本美穂　2

A—社会保障とは？ -- 2

B—日本の医療保険制度について説明できますか？ --------------- 2

i 医療保険とは -- 2

ii 日本の医療保険制度 --------------------------------- 3

　　1) 全国民が加入しなければならない公的医療保険にはどのような種類がありますか／2) 公的医療保険の財源はどうなっていますか／3) 医療機関の窓口で保険証を提示した場合，あなたが支払う金額はいくらでしょうか／4) 公的医療保険でカバーされる医療サービスにはどのようなものがありますか／5) 医療保険でカバーされない医療サービスにはどのようなものがありますか

iii 保険診療・自由診療・混合診療の違い ---------------------- 6

　　1) 保険診療とは／2) 自由診療とは／3) 混合診療とは

iv 診療報酬のしくみ --------------------------------- 8

　　1) 診療報酬とは／2) 診療報酬の支払い方式／3) 出来高払い方式と包括払い方式のメリット・デメリット

v 保険診療における医療費の流れ --------------------------- 10

　　1) Aさんの医療費はいくらでしょうか／2) 保険給付分の21,000円は，誰がどのようにしてN病院に支払うのですか／3) もし，審査支払機関の審査で適切でない診療内容と判断されたらどうなるの

vi 意外と知らない公費医療 --------------------------------- 11

　　1) 公費医療とは／2) 主な公費負担医療

C—介護保険制度について説明できますか？ ------------------ 12

i 介護保険制度誕生の背景 --------------------------------- 12

ii 介護保険制度の仕組み --------------------------------- 13

　　1) 介護保険の被保険者とは／2) 介護保険制度の財源はどうなっていますか／3) 介護保険サービスを利用するには？ 利用者の費用負担は？

iii 介護保険サービスを利用するまでの流れ ------------------- 14

　　1) 介護保険の申請先はどこですか／2) 要介護認定とはどのように行われるのですか／3) 要介護度別（要支援1・2，要介護1〜5）の状態像と生活状況は？／4) ケアプラン，介護予防ケアプランは誰が作成するのでしょうか

iv 介護保険で利用できるサービスの種類 --------------------- 18

　　1) 居宅サービス（介護予防サービス）にはどのようなものがありますか／2) 施設サービスにはどのようなものがありますか／3) 地域密着型サービスにはどのようなものがありますか／4) 住宅改修に介護保険は利用できますか／5) 福祉用具貸与や特定福祉用具の購入に介護保険は利用できますか

v 地域支援事業 ……………………………………………………………………………… 22

　　1) 市区町村の必須事業である「介護予防・日常生活支援総合事業」とは

vi 地域包括支援センター ………………………………………………………………… 23

2 病床機能別・介護保険サービスの事業形態別にみる 理学療法士・作業療法士の役割 ……………………………… 本橋隆子，関本美穂　25

A—病床機能と診療報酬から考える理学療法士・作業療法士の役割 …… 25

i 医療法上の医療施設と病床の規定 ……………………………………………… 25

　　1) 医療施設の種類と定義／2) 病床の種類と定義／3) 病床機能報告制度に基づく病床区分と定義

ii 病床機能別診療報酬 (入院) の基礎知識 …………………………………… 26

　　1) 急性期機能：一般病棟の診療報酬／2) 回復期機能：回復期リハビリテーション病棟の診療報酬／
　　3) 回復期機能：地域包括ケア病棟の診療報酬／4) 慢性期機能：療養病床の診療報酬

iii 病床機能別に考える理学療法士・作業療法士の役割 …………………… 30

　　1) 高度急性期病床・急性期病床で求められる役割／2) 回復期リハビリテーション病棟で求められ
　　る役割／3) 地域包括ケア病棟で求められる役割／4) 療養病棟で求められる役割／5) 無床診療所
　　で求められる役割

B—介護保険サービスと介護報酬から考える理学療法士・作業療法士の役割 …… 35

i リハビリテーション関連の介護保険サービスと介護報酬の基礎知識 …… 35

　　1) 介護老人保健施設／2) 通所リハビリテーション／3) 訪問リハビリテーション

ii 介護保険サービスの事業形態別に考える理学療法士・作業療法士の役割 …… 38

　　1) 介護老人保健施設で求められる役割／2) 通所リハビリテーション・訪問リハビリテーションで
　　求められる役割

3 知っておきたい医療と介護のトピックス ……………………… 本橋隆子，関本美穂　41

A—医療に関するトピックス ……………………………………………………… 41

i 後期高齢者医療制度 …………………………………………………………………… 41

　　1) 後期高齢者医療制度誕生の背景／2) 後期高齢者医療制度の仕組み

ii 終末期医療 ……………………………………………………………………………… 44

　　1) 終末期の定義／2) 終末期医療と緩和ケアの違い／3) 延命治療／4) アドバンス・ディレクティ
　　ブ (事前指示) ／5) リビング・ウィル／6) アドバンス・ケア・プランニング

B—介護に関するトピックス ……………………………………………………… 46

i 介護医療院 ……………………………………………………………………………… 46

　　1) 介護医療院とは／2) 介護医療院の類型

ii 介護と仕事の両立支援 ……………………………………………………………… 47

　　1) 仕事と介護の両立支援制度／2) レスパイトとは

C—医療・介護制度改革に関するトピックス …………………………… 49

i 地域包括ケアシステム …………………………………………………………… 49

　　1) 地域包括ケアシステムとは／2) 地域包括ケアシステムの5つの構成要素／3) 地域包括ケアシ
　　ステムにおける「自助」・「互助」・「共助」・「公助」の役割

ⅱ 地域医療構想 50

1) 地域医療構想とは／2) 病床機能報告制度とは／3) 2025年の病床機能別の必要病床数の推計

第2章 自分をマネジメントする　　　　53

1 統計データから医療・介護分野の将来を考える .... 本橋隆子，関本美穂　54

A─人口構造の変化やその影響から理学療法士・作業療法士の将来の仕事量や　仕事内容を予測してみよう 54

1) 人口減少・少子高齢化の進展／2) 少子高齢化の社会保障制度への影響／3) 人口減少・少子高齢化と理学療法士・作業療法士の将来

B─高齢化の将来像を踏まえて理学療法士・作業療法士に求められる　知識や役割について考えてみよう！ 56

1) 将来像1：都市部の高齢者が増加／2) 将来像2：認知症高齢者の増加／3) 将来像3：死亡数増加・死亡場所は医療機関から自宅へ／4) 高齢社会における理学療法士・作業療法士の役割

C─世帯構造に変化が生じておこる問題と対策について考えてみよう！ 58

1) 高齢者の単身世帯の増加による介護需要の増加／2) 介護・福祉の人手不足への対策

D─国民医療費の増加の原因は？　もし，リハビリテーションが公的医療保険の適用外に　なったら，理学療法士・作業療法士はどうなるのか考えてみよう！ 59

1) 国民医療費の増加／2) 国民医療費の増加の原因は／3) もし，リハビリテーションが公的医療保険の適用外になったら，理学療法士・作業療法士はどうなるのでしょうか

E─年齢別・傷病別国民医療費から入院患者や外来患者の特性を予測してみよう 61

1) 国民医療費の6割が高齢者の医療費／2) 国民医療費の3分の1が「循環器系の疾患」と「新生物」の医療費／3) 年齢別・傷病別国民医療費にみる入院・外来患者の特性

F─増加し続ける介護給付費を抑えるにはどうしたらよいのでしょうか？　また，介護予防を介護保険適用にしている意義について考えてみよう！ 62

1) 介護給付費の増加／2) 介護給付費増加と医療費増加の違い／3) 介護予防リハビリテーションの効果

2 理学療法士・作業療法士が知っておくべき倫理 .... 関本美穂，本橋隆子　65

A─医療倫理・研究倫理 65

ⅰ 医療倫理の歴史 65

ⅱ 医療倫理の原則 65

ⅲ 研究倫理の歴史 66

ⅳ ヘルシンキ宣言には何が書かれているのか 66

1) 一般原則／2) リスク・負担・利益／3) 社会的弱者への配慮／4) 科学的要件と研究計画書／5) 研究倫理委員会／6) インフォームド・コンセント

B─職業倫理 69

ⅰ 職業倫理とは 69

ii 理学療法士・作業療法士の義務 ··· 69

1)守秘義務／2)個人情報保護／3)応召義務／4)インフォームド・コンセント／5)処方箋受付義務／
6)診療録への記載と保存の義務／7)診療情報の開示／8)安全性の確保

第3章 職場をマネジメントする 73

1 医療（リハビリテーション）の質の管理 ····························· 本橋隆子，関本美穂 74

i 質の高いリハビリテーションとは ··· 74

ii 科学的根拠（エビデンス）とリハビリテーションの効果 ··················· 74

iii 医療の質と診療ガイドライン ·· 76

iv リハビリテーション関連の診療ガイドライン ································· 76

v 質の管理 ··· 77

2 医療安全・感染管理 ··· 関本美穂 79

A—医療安全 ··· 79

i 有害事象とは ··· 79

ii 医療エラー（医療過誤）·· 79

iii エラーの防止 ··· 80

iv 医療安全に関する法令 ·· 81

B—感染対策 ··· 82

i 医療関連感染と感染制御 ·· 82

ii 感染制御の方法 ··· 82

1)標準予防策／2)感染経路別予防策

iii 感染対策の組織体制 ··· 83

3 医療・介護における情報管理 ································ 本橋隆子，関本美穂 85

i 医療情報とは ··· 85

ii 個人情報とは ··· 85

iii 医療・介護における個人情報の保護と取扱いルール ······················ 85

iv リハビリテーション科（室）で行う個人情報の管理 ······················ 87

vii

第4章 キャリアパスの紹介　　89

- 世界で活躍する国際派理学療法士 ……………………………… 諸谷万衣子　90
- 知能発生の原理を求めて計算科学と赤ちゃんを繋げる理学療法士 …… 金沢星慶　94
- 地域で若い障害者や難病，重症児と関わる起業作業療法士 …… 茂木有希子　98
- ABC（当たり前のことを，バカみたいに，ちゃんとしよう）実践主義の理学療法士
  …………………………………………………………………………… 明日　徹　102
- 住宅総合メーカーに勤務する理学療法士 ………………………… 岩隈　彩　106
- 国政に働きかける理学療法士 ……………………………………… 森　周平　110
- ホームレス状態の人の生活再建を支援する作業療法士 ………… 渡邊　乾　114
- 医療ビッグデータで診療の実態を分析する理学療法士 ……… 金沢奈津子　118
- 地域で認知症に関わる作業療法士 ………………………………… 小川敬之　122

INDEX ……………………………………………………………………………… 126

コラム

皆保険制度がなかったら……	3
日本の公的医療保険はすごい！（高額療養費制度）	5
「公的医療保険でカバーされる」とはどういうこと？	5
紹介状なしで大病院を受診すると5,000円以上の特別料金が上乗せ！	7
訪問リハビリテーションに適用される保険と提供施設の違い	19
「入院料の届出」と「病床機能報告制度」の違いは？	26
理学療法士・作業療法士による喀痰吸引	34
「後期高齢者医療制度」が始まる以前の「老人保健制度」とは	41
高額介護合算療養費制度	43
もし，虐待を発見したら……	48
賦課方式とは？	55
非正規雇用労働者への社会保険の適用拡大	56
混合介護とは？	63
タスキギー研究	67
生体試料，検体，標本，診療情報および医療記録を用いた研究	68

第1章

マネジメント力をアップさせるための基礎知識

　国が推進している地域包括ケアシステムの構築には医療と介護の連携が必要不可欠です．医療機関や介護保険サービスに従事している理学療法士・作業療法士はもちろん，医療・介護領域で起業を考えている人や海外へ留学を考えている人も医療保険制度（保険診療）や介護保険制度について知っておく必要があります．

　また，診療報酬や介護報酬は複雑すぎてわからないという理学療法士・作業療法士は多いと思います．医療・介護の連携により，管理職だけでなくすべての療法士が診療報酬と介護報酬の両方を理解していることが求められています．ここでは，医療保険制度や介護保険制度，診療報酬，介護報酬について誰でもわかるように解説します．そして，理学療法士や作業療法士に求められる役割について，病床機能別，介護保険サービス別に考えてみたいと思います．

　さらに，理学療法士や作業療法士が知っておきたい医療や介護の最新のトピックスについてわかりやすく解説します．

1 誰でもわかる社会保障
～医療保険制度と介護保険制度～

A 社会保障とは？

社会保障とは，個人の力だけでは備えることに限界がある生活上のリスク（病気，障害，失業，老後など）に対して，社会全体で助け合い，支えようとする仕組みです．社会保障制度は，すべての人々の生活上のリスクを分担・軽減するために，社会的に強い立場の人（所得の高い人等）がより多くのお金（保険料や税金）を拠出し，社会的に弱い立場の人（所得の低い人等）に与えるという「富の再分配」の機能を持っています[1]．

日本の社会保障制度は，憲法25条の「すべての国民は，健康的で文化的な最低限度の生活を営む権利を有する」（生存権）に基づいて整備されてきました．社会保険料を主な財源としている「社会保険」と，税金を財源とする「公的扶助」，「社会福祉」，「公衆衛生」の4つに大別されます[2]．

「社会保険」には，病気・けがに備える「医療保険」，年をとったときや障害を負ったときの生活費を支給する「年金保険」，失業のリスクに対する「雇用保険」，仕事上の病気・ケガに備える「労災保険」，加齢に伴い介護が必要になったときの「介護保険」があります[2]．また，「公的扶助」には生活困窮者への生活保護，「社会福祉」には子どもや障害者等への福祉サービス，「公衆衛生」には病気の予防や健康づくり等があります．

B 日本の医療保険制度について説明できますか？

i 医療保険とは

保険とは，集団で共通の準備財産を築き，不測の事態に備えることです．医療保険では，病気やけがの治療にかかる経済的負担をできるだけ抑えるために，あらかじめみんなでお金（保険料）を出し合い，病気やけがをしたときに，集めておいたお金から治療費を負担してもらいます．

医療保険には，民間保険と公的（社会）保険があります．民間医療保険とは，民間の保険会社が販売（運営）する医療保険のことです．民間保険への加入は任意ですが，保険に加入するための一定の条件があります．また，民間保険の保険料は，保険を掛ける人の年齢や保障内容によって異なります．一方，公的（社会）医療保険は，法律ですべての国民に加入を義務付けており，国民全員から所得に応じた保険料を徴収しますが，保障内容は原則一律となります．日本の医療保険は，公的（社会）保険が主です．

ii 日本の医療保険制度[3]

日本の医療保険制度は，すべての国民が何らかの公的医療保険に加入しなければならない「国民皆保険制度」です．日本の国民皆保険制度の特徴は大きく分けて4つあります．

① 国民全員の医療を公的保険で保障している
② 医療機関を自由に選択できる
③ 受診時の自己負担が低額である
④ 保険料と公費（税金）を財源としている

1）全国民が加入しなければならない公的医療保険にはどのような種類がありますか

日本の公的医療保険は大きく分けて6種類あり，職業や年齢などに応じて加入します（**表1-1**）．保険に加入している人（保険料を支払い，給付を受ける人）を被保険者と呼び，保険を運営している人（保険料を徴収し，給付する人）を保険者と呼びます．

2）公的医療保険の財源はどうなっていますか

日本の公的医療保険制度は保険料で運営する「社会保険方式」を基本としながら，公費（税金）も投入されているため「社会保険＋税方式」となっています．

公的医療保険制度の財源は，被保険者の保険料，事業主負担分の保険料，公費（国，都道府県，市町村）などです．

表1-1 公的医療保険の種類と被保険者

組合管掌健康保険（健康保険組合）	主に大企業の従業員とその扶養家族が加入
協会管掌健康保険（全国健康保険協会）	主に中小企業の従業員とその扶養家族が加入
船員保険（全国健康保険協会）	船員とその扶養家族が加入
共済保険（各共済組合）	公務員や私立学校の教職員とその扶養家族が加入
国民健康保険（国民健康保険組合）	医師，弁護士，理美容師などが職種別に加入
国民健康保険（市町村国保）[※1]	非正規雇用者や無職，退職者など職域保険に加入していない住民が市町村別に加入．
後期高齢者医療制度[※2]	75歳以上の者及び65～74歳で一定の障害のある者が加入

※1：平成27年の法改正により，平成30年度から市町村国保の財政運営の責任主体は都道府県になりました．
※2：後期高齢者医療制度については，p41～42で解説しています．

コラム 皆保険制度がなかったら……

米国には皆保険制度がありません．米国の公的医療保険は低所得者や高齢者に限られているため，国民の約70％は任意で民間の医療保険に加入します．しかし，民間保険は保険料が高額なため，経済的に余裕のない人は，医療保険に加入できず，国民の7人に1人が無保険者となっています．無保険者が病気やけがをした場合，医療費が支払えないため，受診を抑制したり，自己治療したり，経済的破綻に追い込まれたり，治療を拒否されたりします．

3) 医療機関の窓口で保険証を提示した場合，あなたが支払う金額はいくらでしょうか

　医療機関の窓口で保険証を提示すれば，自己負担額分（窓口で本人が直接支払う金額）を支払うだけで，必要な医療を受けることができます．自己負担額は，実際にかかった医療費の原則3割です．残りの7割は保険者から医療機関に支払われます．保険者が負担する分を「給付」と言います．

◆医療費の自己負担割合

原則 ………………………… 3割（給付7割）

小学校就学前 ……… 2割（給付8割）

70〜74歳 ……………… 2割（給付8割）※一定以上の所得者（現役並み）は3割

75歳以上 ……………… 1割（給付9割）※一定以上の所得者（現役並み）は3割

4) 公的医療保険でカバーされる医療サービスにはどのようなものがありますか

　公的医療保険でカバーされる医療サービスは，療養の給付（医療機関で行われる診察，薬剤等の支給，処置・手術等の治療，入院，看護など）です．その他に，入院時の食事療養費や生活療養費，訪問看護療養費も公的医療保険でカバーされます．

　また，医療機関や薬局の窓口で支払った1か月の医療費の自己負担額が上限額を超えた場合，その超えた額を支給する高額療養費制度があります（**図1-1**）．

　さらに，出産育児一時金（被保険者またはその被扶養者が出産した場合），埋葬料（被保険者または被扶養者が死亡した場合），移送費（被保険者または被扶養者が移動が困難で医師の指示で移送された場合）が保険者から支給されます．

　その他にも，被保険者が出産や病気・けがで会社を休み，給料の支払いが受けられないときには，出産手当金，傷病手当金が保険者から支給されます．ただし，出産手当金と傷病手当金に関しては，市町村や後期高齢者医療制度では支給していません．

5) 医療保険でカバーされない医療サービスにはどのようなものがありますか

　予防や日常生活に何ら支障がないのに受ける診療は保険適用外です．よって，治療費は全額自己負担になります．例えば，正常な妊娠・出産，予防接種，健康診断，人間ドック，美容を目的とした手術，疲労回復のためのマッサージ，厚生労働省が承認していない医薬品や医療機器，治療法などがあります．

　また，職業に関連した病気や業務上のケガ，通勤途中に被った災害などが原因の病気やケガは原則として労災保険の適用となり，医療保険は使えません．

1―誰でもわかる社会保障～医療保険制度と介護保険制度～

コラム　日本の公的医療保険はすごい！（高額療養費制度）

　高額療養費制度とは，医療機関や薬局の窓口で支払った1か月の医療費の自己負担額が上限を超えた場合，その超えた金額を支給する制度です．

　例えば，70歳未満で所得が年収約370万～770万円の人が医療機関の窓口で自己負担分30万円（医療費100万円の3割）を支払った場合，高額療養費制度を適用すると，自己負担額の上限が87,430円なので21万2,570円が高額療養費として支給されます（図1-1）．自己負担額の上限は，年齢（70歳未満/70歳以上）と所得によって異なります．入院時食事療養費や生活療養費は，高額療養費の支給対象にはなりません．

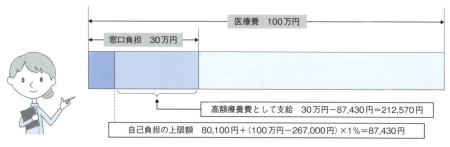

図1-1　高額療養費制度の適応例

〔厚生労働省保険局，2018[4]〕

コラム　「公的医療保険でカバーされる」とはどういうこと？

　「医療保険でカバーされる」，「保険がきく」，「保険が適応される」，「保険診療」などと様々な言い方がありますが，これらが意味していることは「保険証を提示すれば，原則3割の自己負担額で医療（サービス）を受けることができる」ということです．

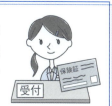

第1章　マネジメント力をアップさせるための基礎知識

iii 保険診療・自由診療・混合診療の違い

1）保険診療とは

　保険診療とは，公的医療保険でカバーされる診療のことです．よって，患者の自己負担額は，実際にかかった医療費の原則3割になります（図1-2①）.

　保険診療を行うには，保険医の登録と保険医療機関の指定を受ける必要があります．また，保険診療に基づく調剤を行う場合も，保険薬剤師の登録と保険薬局の指定を受ける必要があります．保険医（保険薬剤師）・保険医療機関（保険薬局）として許可されると，保険診療のルール（療養担当規則）と公定価格※（診療報酬点数表・薬価基準）に従って診療報酬が保険者から支払われます.

2）自由診療とは

　自由診療とは，公的医療保険でカバーされない診療のことです．よって，実際にかかった医療費は患者の全額自己負担になります.

　自由診療は保険適用外の診療なので，保険医の登録や保険医療機関の指定は必要なく，料金も各病院が自由に設定することができます.

3）混合診療とは

　保険診療と自由診療を併用することを混合診療と言います．現在の日本の医療保険制度は原則として混合診療を認めていないので，保険診療と自由診療を併用する場合には，保険の対象となる医療も含めてすべての医療費が患者の全額自己負担になります（図1-2②）.

　しかし，厚生労働大臣の定める「評価療養」，「患者申出療養」，「選定療養」については，保険診療との併用が認められます．これを保険外併用療養費といいます．保険が適用されている治療（診察・検査・投薬・入院料等）は，一般の保険診療と同様に扱われるため，自己負担額（原則3割）を支払い，残りの7割は「保険外併用療養費」として医療保険から給付されます．「評価療養」，「患者申出療養費」，「選定療養」の部分は全額自己負担となります（図1-2③）.

※公定価格とは，厚生労働大臣によって決められた，全国一律の値段のことです.

6

①保険診療の場合

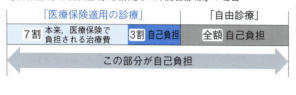

【保険外併用療養費】
◆評価療養
・先進医療(高度医療を含む)
・医薬品，医療機器，再生医療等製品の治験に係る診療
・薬事法承認後で保険収載前の医薬品，医療機器，再生医療等製品の使用
・薬価基準収載医薬品の適応外使用
・保険適用医療機器，再生医療等製品の適応外使用

◆患者申出療養

◆選定療養
・特別の療養環境(差額ベッド)
・前歯部の材料差額
・金属床総義歯
・予約診療
・時間外診療
・200床以上の病院の未紹介患者の初診
・小児う歯の治療後の継続管理
・200床以上の病院の再診
・180日以上の入院
・制限回数を超える医療行為

②保険診療と自由診療を併用した「混合診療」の場合

③保険診療と先進医療(評価療養)を併用した場合

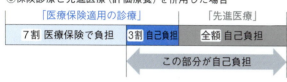

図1-2 保険診療，混合診療，保険診療＋評価療養・選定療養の自己負担 〔SBI損保[5]を一部改変〕

コラム 紹介状なしで大病院を受診すると5,000円以上の特別料金が上乗せ！

　現在，紹介状なしで大病院を受診する場合，初診については5,000円(歯科は3,000円)以上，再診については2,500円(歯科は1,500円)以上の定額負担が導入され，最低金額が設定されています※．つまり，大病院は紹介状のない患者さんに対して，初診時に「選定療養」として特別料金を請求することができるということです．「選定療養」は自由診療となるので金額は5,000円以上で，病院が自由に設定することができます．また，大病院が診療所などの他の医療機関を紹介したにもかかわらず，患者さんが引き続き大病院の受診を希望する場合は，再診でも特別料金として2,500円以上の病院が決めた金額を患者さんに請求することができます．

　「選定療養」は保険診療との併用が認められますので，保険診療については3割の自己負担となりますが，「初診時の選定療養」の5,000円には保険は適応されないため，医療費の3割分＋5,400円(税込)を支払うことになります(図1-2③)．

※初診時選定療養費は200床以上の病院で徴収が認められ，特定機能病院及び一般病床400床以上の地域医療支援病院では義務付けられています．

iv 診療報酬のしくみ

1) 診療報酬とは

　診療報酬とは，保険医療機関及び保険薬局が患者に対して行った医療サービスの対価として保険者から受け取る報酬のことです．診療報酬は，厚生労働大臣が中央社会保険医療協議会（中医協）の議論を踏まえて決めた公定価格です．

　保険診療の支払い対象となる医療サービス（約6,000種類以上）とその報酬点数（1点＝10円）が診療報酬点数表にすべて掲載されています．診療報酬点数表は，あくまでも点数が明記されているのであって，直接金額が表示されているわけではありません（**表1-2**）．また，薬や医療材料についても「薬価基準」や「材料価格基準」として公定価格が定められています．診療報酬点数と薬価基準，材料価格基準は，通常2年に1度見直しが行われます．

　診療報酬は，「基本診療料」と「特掲診療料」に分かれます．基本診療料は，医療機関を受診した際に必ずかかる料金で「初診料」，「再診料」，「入院基本料」があります．特掲診療料※は医療機関で受けた治療内容（医療行為）に応じてかかる料金で13項目に分かれています[6]．

2) 診療報酬の支払い方式

　日本の診療報酬の支払い方式は，原則「出来高払い方式」です．一部に「包括払い方式（定額払い方式）」が導入されています．「出来高払い方式」は，患者に行われた医療サービスの種類と量に応じて診療報酬点数を積み上げて合計する方式です（**図1-3左**）．一方，「包括払い方式（定額払い方式）」は，入院中の検査や投薬，注射，画像診断の回数や数量に関わらず，1日当たりの医療費が定額となる方式です（**図1-3右**）．

表1-2　疾患別リハビリテーション料（平成30年度診療報酬改定対応）

	心大血管	呼吸器	脳血管疾患	運動器	廃用症候群
標準算定日数	150日	90日	180日	150日	120日
施設基準Ⅰ	205点	175点	245点 / 147点※	185点 / 111点※	180点 / 108点※
施設基準Ⅱ	125点	85点	200点 / 120点※	170点 / 102点※	146点 / 88点※
施設基準Ⅲ	—	—	100点 / 60点※	85点 / 51点※	77点 / 46点※

※標準算定日数を超えてリハビリテーションを行った場合は，1か月13単位に限り算定できます．ただし，当該患者が要介護被保険者等である場合は，各施設基準の下段の点数を算定します．
※要介護被保険者等に対して標準算定日数を超えてリハビリテーションを実施する保険医療機関は，介護保険によるリハビリテーションの実績がない場合は所定点数の100分の80に相当する点数により算定します．

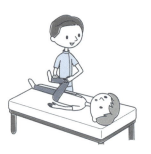

※特掲診療料とは，①医学管理，②検査，③画像診断，④投薬，⑤注射，⑥リハビリテーション，⑦精神科専門療法，⑧処置，⑨手術，⑩麻酔，⑪放射線治療，⑫病理診断，⑬在宅医療が含まれます．

現在，急性期の入院医療を提供している医療機関を対象に「診断群分類に基づく1日当たり包括払い方式（以下，DPC/PDPS）」が導入されています．DPC/PDPSにおける診療報酬は，「診断群分類（傷病名＋手術・処置）の1日の包括点数」×「入院期間」×「医療機関別係数[※1]」で算出します．また，「診断群分類（傷病名＋手術・処置）の1日の包括点数は3段階の逓減制で，入院期間ⅠよりⅡが，ⅡよりⅢの期間がそれぞれ低い点数になります．例を挙げると，大腿骨頸部骨折で入院した場合は「入院期間Ⅰは1日○○点」，肺炎で入院した場合は「入院期間Ⅱは1日○○点」となります．

　DPC/PDPSを導入している医療機関の診療報酬は，入院期間中に治療した病気の中で最も医療資源を投入した疾患の1日当たりの包括点数を基本として，出来高部分[※2]の点数を加算して計算します（図1-3右）．一方，DPC/PDPSを導入していない医療機関は，出来高払い方式となります（図1-3左）．平成28年4月のDPC/PDPSの対象病院（病床数）は1,667病院（約49万床）で，全一般病床の約55％を占めています．

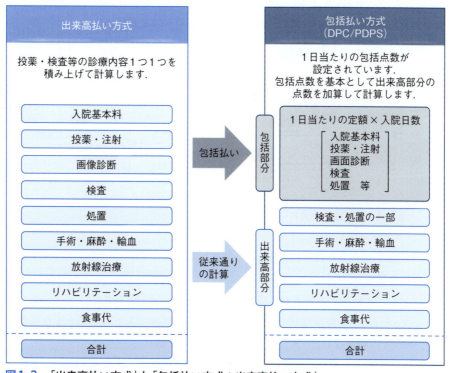

図1-3　「出来高払い方式」と「包括払い方式＋出来高払い方式」
〔NTT東日本関東病院[7)]を一部改変〕

[※1]医療機関別係数とは，各病院の診療機能や人員体制に応じて設定された割増率です．
[※2]DPC/PDPS制度で出来高払いとなる医療行為は，手術・麻酔，放射線治療，病理診断，リハビリテーションなどです．

3）出来高払い方式と包括払い方式のメリット・デメリット

　日本の公的医療保険の診療報酬は出来高払い方式を基本としてきました．出来高払い方式には「コストを気にすることなく，医師の裁量で医療が提供できる」「それぞれの診療の価格がわかりやすい」というメリットがある一方で，提供する診療行為を増やすほど医療機関の歳入も増えるため，薬漬けや検査漬けなどの過剰診療を招きやすいというデメリットも指摘されています．高騰する医療費を抑制し診療の効率化を図るために，急性期病床や療養病棟では包括払い方式が増えてきました．包括払い方式の下では，投薬や点滴，検査の量に関わらず医療機関の収入は一定なので投薬や検査が減り，医療費を抑制する効果がありますが，必要な投薬や検査を差し控える過少医療につながりやすいとの指摘もあります．

V 保険診療における医療費の流れ

　自分たちが提供している医療行為，例えばリハビリテーションの対価はどのように医療機関に支払われているのか知っていますか．保険診療における医療費の流れを解説します．

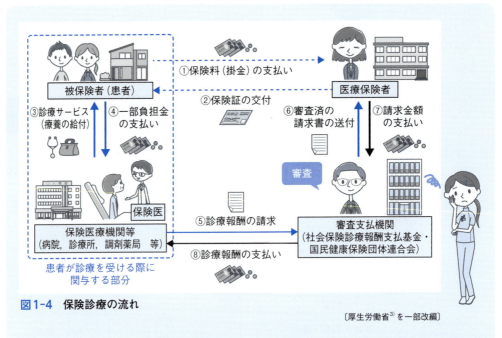

図1-4　保険診療の流れ

〔厚生労働省[3]を一部改編〕

　35歳のAさんは，私立S大学で常勤教員として働いています．加入する公的医療保険は共済保険（私立学校教職員共済制度）です．保険料は，毎月の給与から「健康保険料」として自動的に徴収され，保険者に支払われます（図1-4①）．ちなみに，賞与（ボーナス）からも「健康保険料」が徴取されます．保険者である日本私立学校振興・共済事業団からは「健康保険証」が交付されます（図1-4②）．

　ある時，Aさんは胃腸の調子が悪くN病院を受診しました．診察と上部消化管内視鏡検査（胃カメラ）を受けて，薬を処方してもらいました（療養の給付）（図1-4③）．すべての診察が終わり，病院の会計窓口に行き，9,000円を支払って，健康保険証を返してもらい帰宅しました（図1-4④）．

1）Aさんの医療費はいくらでしょうか

Aさんの自己負担割合は健康保険証を持っているので3割となります．会計窓口で9,000円支払っていることから，今回の医療費は3万円（自己負担分9,000円＋保険給付分21,000円）であったことがわかります．

2）保険給付分の21,000円は，誰がどのようにしてN病院に支払うのですか

N病院は，Aさんに提供したすべての診療内容（診察，検査，投薬）を点数化して，診療報酬明細書（以下，レセプト）を作成します．患者ごとに作成されたレセプトは，月単位でまとめて，診療の翌月の10日までに審査支払機関に提出されます（図1-4⑤）．審査支払機関では，レセプトに書かれている医療行為が医学的・規則的に適切であるかを審査し，審査後のレセプトを基に保険者に請求します（図1-4⑥）．保険者は請求されたレセプトに基づき，審査支払機関を通じて診療報酬（Aさんの場合，自己負担分の9,000円を差し引いた21,000円）を医療機関に支払います（図1-4⑦⑧）．このようにして，Aさんに提供した医療サービスの総医療費3万円（自己負担9,000円＋保険給付分21,000円）がN病院に支払われます．

3）もし，審査支払機関の審査で適切でない診療内容と判断されたらどうなるの

審査支払機関の審査の結果，診療内容等が適切でないと判断されたものについては査定（減額・減点），診療行為等の適否が判断し難いものについては医療機関にレセプトが返戻されます．レセプトを返戻された場合は，修正して翌月に再提出（再請求）することができます．また指導や監査の結果，診療内容や請求に不正や不当が認められた場合，診療報酬の返還が求められます．

例えば，Aさんの診療内容で，5,000円（＝500点）分の保険診療ルールに適合しない診療行為があったと査定（減額・減点）された場合，N病院には16,000円（21,000円－5,000円）分しか支払われません．つまり，5,000円分が病院の持ち出しとなります．このような患者さんが1日10人いたら5万円，さらに1か月間（診療日20日）で100万円，1年間で1,200万円の損失となり，病院経営に大きな損害を与えます．

vi 意外と知らない公費医療

1）公費医療とは[8]

公費医療とは福祉や公衆衛生の向上を目的として，公的医療保険制度とは別に，国や地方自治体が税を財源として法律に基づいて医療費の全額あるいは一部を負担する制度です．

公費医療には，①障害者支援，②児童福祉や母子保健の向上，③難病対策，④戦争や公害の保障，⑤生活保護などがあります．

公費の負担割合は，公費優先（対象となる医療費の全額を公費で負担する）と保険優先（医療保険の給付が優先し，一部負担金などを公費で負担する）があります．

2）主な公費負担医療[8]

◆社会福祉目的
【公費優先】生活保護法：医療扶助　※被用者保険加入者は保険優先
【保険優先】障害者総合支援法：自立支援医療（更生医療・育成医療・精神通院医療）
【保険優先】児童福祉法：小児慢性特定疾病医療費助成制度，結核児童療育給付
【保険優先】母子保健法：未熟児の養育医療

◆社会防衛目的
【公費優先】感染症法（新感染症）：入院医療
【保険優先】感染症法（1・2類感染症）：入院医療
【保険優先】感染症法（結核）：適正医療（医療費の5％は自己負担）
【保険優先】精神保健福祉法：精神障害者の措置入院医療
【保険優先】麻薬及び向精神薬取締法：麻薬中毒患者の措置入院医療

◆国家賠償目的
【公費優先】戦傷病者特別援護法：療養の給付・更生医療
【公費優先】被爆者援護法：認定疾病医療（被爆と因果関係のある疾病）
【保険優先】被爆者援護法：一般疾病医療費
【保険優先】予防接種法：予防接種による健康被害の救済措置

◆難病対策
【保険優先】難病法：指定難病医療費助成制度

C 介護保険制度について説明できますか？

i 介護保険制度誕生の背景[9, 10]

　1980年代に高齢者の医療機関への社会的入院が社会問題となりましたが，当時介護サービスについて規定していた老人福祉法による対応には限界がありました．老人福祉法では利用者が自由に介護サービスを選べず，サービスは画一的でした．また，中高所得者層では利用者負担が医療に比べて大きく，介護サービスの整備が不十分であったため，介護を目的とした医療機関への長期入院が増えて医療費が高騰しました．病院は医療提供の場であり，高齢者が療養生活を送る場としては不適切でした．

　さらに，急速な高齢化に伴い介護を必要とする高齢者が増えると，介護の長期化や家族介護の担い手不足，介護による離職などの問題が顕在化しました．かつて，親の介護は子どもや家族が行うものとされていましたが，少子化や核家族化の進行により家族だけで介護を支えることは困難な状況にあります．こうした状況を背景に，家族の介護負担を軽減し，高齢者の介護を社会全体で支える仕組みとして2000年に創設されたのが介護保険制度です．

　介護保険制度の基本的な方針は，①高齢者の自立を支援すること，②利用者が利用したい介護サービスを自由に選択できること，③社会保険方式を採用することです．

ii 介護保険制度の仕組み[9, 10]

介護保険制度とは，介護が必要となった高齢者とその家族を社会全体で支える仕組みです．介護保険制度を運営する保険者は，市町村および特別区（東京23区）です．

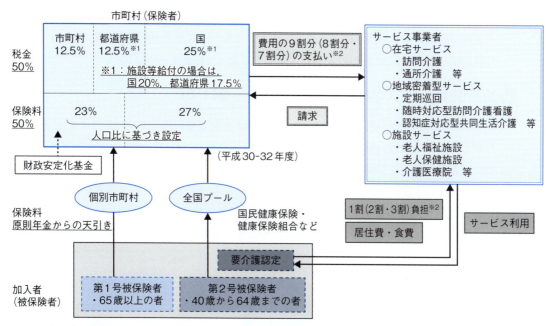

※2：一定以上所得者については，費用の2割負担（平成27年8月）または3割負担（平成30年8月）．
図1-5 介護保険制度の仕組み

〔厚生労働省[10]〕

1）介護保険の被保険者とは

40歳になった月から介護保険料の支払い義務が生じ，その後一生涯払い続けることになります．被保険者は年齢によって第1号被保険者と第2号被保険者に区分されています．65歳以上は第1号被保険者，40歳～64歳で医療保険に加入している者は第2号被保険者になります．よって39歳以下で要介護状態になっても，介護保険は利用できません．

2）介護保険制度の財源はどうなっていますか

介護保険制度も公的医療保険制度と同様に「社会保険＋税方式」となっています．

介護保険制度の財源は，被保険者の保険料（50%）と国（25%）・都道府県（12.5%）・市区町村（12.5%）の公費（＝税金）で構成されています．

また，保険料の納付方法や計算方法は第1号被保険者と第2号被保険者で異なります．保険料の納付方法は，第1号被保険者は年金からの天引き，または市区町村から届く納付書で保険者である市区町村に保険料を納付します．一方，第2号被保険者は，加入している医療保険の保険料と一緒に介護保険の保険料を医療保険者に支払います．保険料の計算方法は，第1号被保険者は各市区町村によって異なり，第2号被保険者は加入する医療保険によって異なります．

3）介護保険サービスを利用するには？ 利用者の費用負担は？

　介護保険サービスは，市区町村が実施する要介護認定の審査を受けて，要介護者・要支援者に認定された被保険者のみが利用できます．

　第1号被保険者は要介護または要支援に認定された場合，第2号被保険者は介護保険の対象となる特定疾病（16疾病）[※]が原因で介護が必要な状態となり要介護または要支援に認定された場合に介護保険の対象となり，介護保険サービスを受けることができます．

　また，介護保険で介護保険サービスを利用する場合，利用者の所得に応じて費用の1割または2割，3割（平成30年8月）を負担することになっています．

iii 介護保険サービスを利用するまでの流れ[10]（図1-6）

　公的医療保険では，医療機関で保険証を提示すれば療養の給付を受けることができます．しかし介護保険では，要支援または要介護に認定されなければ，介護保険サービス（給付）を受けることができません．

　介護保険の給付には，要支援者が利用するサービス（予防給付）と要介護者が利用するサービス（介護給付）があります．非該当者には介護保険の給付はありませんが，地域支援事業の介護予防・日常生活支援総合事業を受けることができます．

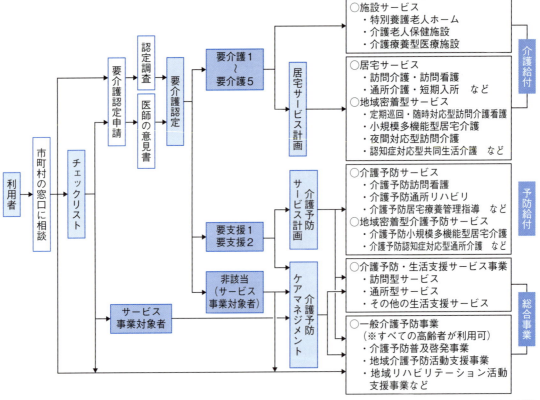

図1-6　介護保険サービスを利用するまでの流れ　　　〔厚生労働省[10]〕

※特定疾病とは，1 がん（末期）2 関節リウマチ 3 筋萎縮性側索硬化症 4 後縦靱帯骨化症 5 骨折を伴う骨粗鬆症 6 初老期における認知症 7 進行性核上性麻痺，大脳皮質基底核変性 症およびパーキンソン病 8 脊髄小脳変性症 9 脊柱管狭窄症　10 早老症 11 多系統萎縮症 12 糖尿病性神経障害，糖尿病性腎症および 糖尿病性網膜症 13 脳血管疾患 14 閉塞性動脈硬化症　15 慢性閉塞性肺疾患 16 両側の膝関節または股関節に著しい変形を伴う変形性関節症

1) 介護保険の申請先はどこですか

　介護保険サービスを利用するには，申請者本人が住んでいる市区町村の窓口に要介護認定を申請します．受付窓口の名称は「高齢者福祉課」，「介護保険課」などと市区町村によって異なります．申請は本人あるいは家族が行いますが，地域包括支援センターあるいは居宅介護支援事業者に申請を代行してもらうこともできます．また，申請には介護保険被保険者証が必要となります．ただし第2号被保険者が申請を行う場合は，医療保険証が必要となります．

2) 要介護認定とはどのように行われるのですか（図1-7）

　要介護認定とは，介護サービスを受ける際に利用者がどの程度の介護を必要としているかを判定することです．非該当，要支援1～2，要介護1～5の8段階に分類されます．保険者である市区町村が設置する介護認定審査会が判定します．

① 申　請
　新規の要介護認定，認定の区分変更あるいは更新を受ける場合，市区町村窓口に申請します．

② 訪問調査（基礎調査・特記事項）と主治医意見書の準備
　訪問調査員が全国共通の様式を使って訪問調査を行います．また，主治医に意見書の提出を求めます．

③ 一次判定
　訪問調査の結果に基づいて，コンピュータで要介護認定等基準時間を算出し，要介護度を仮決定します．

④ 二次判定
　一次判定の結果をもとにして，訪問調査での特記事項や主治医意見書も踏まえ，保健・医療・福祉の専門家で構成される「介護認定審査会」で二次判定を行います．二次判定では，介護の必要度により7段階＋非該当に分けられ要介護度が決定されます．

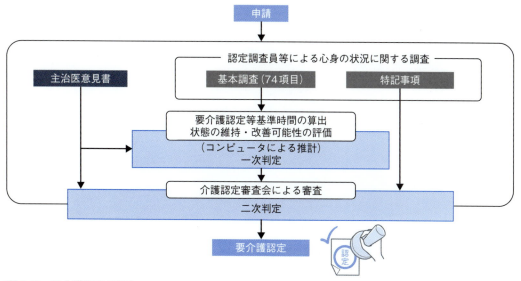

図1-7　要介護認定の流れ

〔厚生労働省[10]〕

⑤ **認定（市区町村）**

　判定結果は市区町村に通知され，本人のもとへ「認定通知書」と「被保険者証」が郵送で届きます．要介護・要支援新規認定の有効期限は原則6か月，要支援・要介護更新認定は原則12か月です．

3）要介護度別（要支援1・2，要介護1〜5）の状態像と生活状況は？（図1-8）

　要介護認定区分は3つに大別できます．

【非該当】介助なしで日常生活を送ることができる．

【要支援】要介護への進行を予防するための支援が必要で，介護予防サービスの利用によって改善が見込まれる．

【要介護】自立した日常生活を送ることが困難で，何らかの介護を必要とする．

　また，介護保険の在宅サービスなどを利用する場合※は，要介護度別に介護保険から給付される1か月当たりの上限額（区分支給限度額）が決められています．区分支給限度額を超えたサービス利用は，全額自己負担となります．

4）ケアプラン，介護予防ケアプランは誰が作成するのでしょうか

　介護保険サービスを利用する場合，ケアプランを作成しなければなりません．「非該当，要支援1〜2」と認定された人は，地域包括支援センターで介護予防ケアプランを作成します．「要介護1〜5」と認定された人は，居宅介護支援事業所でケアプランを作成します．ケアプラン，介護予防ケアプランは，利用者本人や家族が作成することも可能です．また，ケアプラン作成にかかる費用の利用者負担はありません．

　ケアプランを作成したら，要支援1・2は介護予防ケアプランに沿って予防給付，要介護1〜5はケアプランに沿って介護給付を受けます．

※以下のサービスについては区分支給限度額に含まれません．
　居宅療養管理指導，特定施設入居者生活介護，施設サービス（特別養護老人ホーム，介護老人保健施設，介護療養型施設），認知症対応型共同生活介護（短期利用の場合を除く），地域密着型特定施設入居者生活介護，地域密着型介護老人福祉施設入所者生活介護

介護度	要支援1	要支援2	要介護1	要介護2	要介護3	要介護4	要介護5
生活状況	基本的日常生活は，ほぼ自分で行うことができるが，要介護状態にならないよう支援が必要．	要支援1よりも，基本的日常生活を行う能力が低下し，その能力に応じた支援が必要．	基本的日常生活や身の回りの世話に，一部介助が必要．	食事・排泄・入浴・洗顔・衣服の着脱などに，一部または多くの介助が必要．	食事・排泄・入浴・洗顔・衣服の着脱などに，多くの介助が必要．	食事・排泄・入浴・洗顔・衣服の着脱などに，全面的介助が必要．	基本的日常生活・身の回りの世話全般に全面的介助が必要．
身の回りの世話 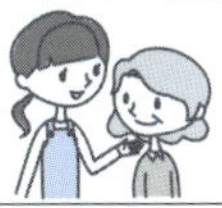	○ やや低下	○ やや低下	○ やや低下	○ やや低下	△ 低下	× 非常に低下	× 非常に低下
立ち上がり 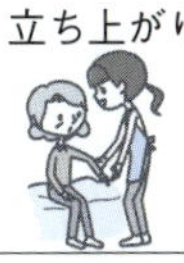	○ やや低下	○ やや低下	○ やや低下	○ やや低下	△ 低下	× 非常に低下	× 非常に低下
移動 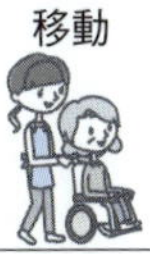	○ やや低下	○ やや低下	○ やや低下	○ やや低下	△ 低下	△ 低下	× 非常に低下
入浴 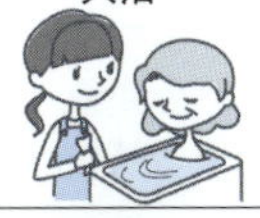	○ やや低下	○ やや低下	○ やや低下	○ やや低下	× 非常に低下	× 非常に低下	× 非常に低下
排泄 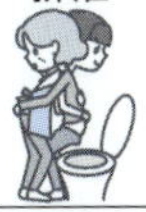	◎ 問題なし	◎ 問題なし	○ やや低下	○ やや低下	× 非常に低下	× 非常に低下	× 非常に低下
食事 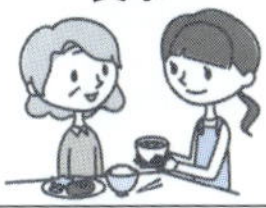	◎ 問題なし	◎ 問題なし	◎ 問題なし	○ やや低下	○ やや低下	△ 低下	× 非常に低下
認識力 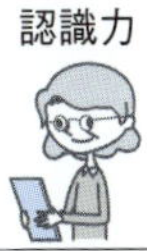	◎ 問題なし	◎ 問題なし	○ やや低下	○ やや低下	△ 低下	× 非常に低下	× 非常に低下
区分支給限度額（自己負担額※）	50,030円（5,003円）	104,730円（10,473円）	166,920円（16,692円）	196,160円（19,616円）	269,310円（26,931円）	308,060円（30,806円）	360,650円（36,065円）

※区分支給限度額に対して1割の自己負担額を算出しています．実際は使用金額に対して1割または2割，3割を負担することになります．

図1-8　要介護度別の状態像と区分支給限度額

〔ダスキンヘルスレント，2017[11]〕

第1章　マネジメント力をアップさせるための基礎知識

iv 介護保険で利用できるサービスの種類

　　介護保険で利用できるサービスは，「居宅サービス」，「施設サービス」，「地域密着型サービス」の3種類です．ただし，要支援者は，利用できるサービスの範囲に制限があります．

1）居宅サービス（介護予防サービス）にはどのようなものがありますか

　　居宅サービスには，利用者の自宅を訪問する「訪問サービス」（**表1-3**），利用者が通う「通所サービス」（**表1-4**），利用者が短期間施設に入居する「短期入所サービス」（**表1-5**）があります．

表1-3　訪問サービスの種類と内容

サービス名称	利用者	医療行為	医師指示	サービスの主体		サービス内容
訪問介護	要介護	×	不要	訪問介護事業所	訪問介護員（ホームヘルパー）介護福祉士など	居宅を訪問し，身体介護（入浴，排泄，食事等），生活援助（調理，洗濯，掃除等）を行う．
訪問入浴介護	要介護要支援	×	不要	訪問介護事業所	訪問介護員（ホームヘルパー）介護福祉士など	浴槽を居宅に搬入して，又は移動入浴車等で居宅を訪問し，入浴介助する．
訪問看護	要介護要支援	○	必要	訪問看護ステーション，病院，診療所	看護師保健師助産師（看護師資格保有者）	居宅を訪問し，主治医との密接な連携のもと，点滴管理，体位変換，精神状態ケアといった診療の補助，療養上の世話を行う．
訪問リハビリテーション	要介護要支援	○	必要	訪問リハビリテーション事業所，訪問看護ステーション，病院，診療所	理学療法士作業療法士言語聴覚士	居宅を訪問し，医師の指示のもと，理学療法，作業療法など心身機能の維持回復，日常生活の自立を助けるのに必要なリハビリテーションを行う．
居宅療養管理指導	要介護要支援	○	必要	病院，診療所，薬局など	医師歯科医師薬剤師管理栄養士等	居宅を訪問し，診療行為，口腔管理，服薬指導等の療養上の管理，指導を行う．

予防給付の場合は，サービス名称の前に「介護予防」が付きます．

〔医療情報科学研究所，2018[12]を一部改変〕

表1-4　通所サービスの種類と内容

サービス名称	利用者	医療行為	サービスの主体		サービス内容
通所介護（デイサービス）	要介護者のみ	×	デイサービスセンター等	介護福祉士等	施設に通い，入浴，食事などの介護，生活などに関する相談，健康状態の確認及び機能訓練などを行う．
通所リハビリテーション（デイケア）	病状が安定期にあり，主治医が医学的管理に基づくリハビリテーションの必要を認めた要介護・要支援者	○	介護老人保健施設，病院，診療所等	理学療法士作業療法士言語聴覚士看護師	施設に通い，医師の指示のもと，理学療法，作業療法等の心身機能の維持回復を図り，日常生活の自立を助けるのに必要なリハビリテーションを受ける．

予防給付の場合は，サービス名称の前に「介護予防」が付きます．

〔医療情報科学研究所，2018[12]を一部改変〕

18

表1-5 短期入所サービスの種類と内容

サービス名称	利用者	医療行為	サービスの主体		サービス内容
短期入所生活介護	介護者家族の疾病や所用等の都合，又は介護による疲労等のために，その介護に一時的に支障を生じた在宅の要介護・要支援者	×	特別養護老人ホーム 養護老人ホーム等	介護職員等	施設に短期間，一時的，もしくは定期的に滞在して，入浴排泄，食事などの介護その他の日常生活上の世話及び機能訓練を行う．介護者家族の身体的，精神的負担を軽減することで，家族生活の維持安定を支援する．連続利用日数は30日まで．
短期入所療養介護	介護者家族の疾病や所用等の都合，又は介護による疲労等のために，介護に一時的に支障を生じた在宅の要介護・要支援者で，医療上の問題を抱えている者	○	介護老人保健施設 介護療養型医療施設等	介護職員 看護職員等	施設に短期間，一時的，もしくは定期的に滞在して，看護，計画的な医学管理に基づく介護，機能訓練その他必要な医療や日常生活の世話を行う．連続利用日数は30日まで．

予防給付の場合は，サービス名称の前に「介護予防」が付きます．

〔医療情報科学研究所，2018[12)]を一部改変〕

コラム　訪問リハビリテーションに適用される保険と提供施設の違い

　訪問リハビリテーション対象者のうち，介護保険適用者は介護保険が優先されますが，小児等40歳未満の者，要介護者・要支援者以外は医療保険で訪問リハビリテーションを利用することができます．

◆**介護保険の場合**
✓ 医療機関や介護老人保健施設の訪問リハビリテーション事業所からの訪問
　➡「訪問リハビリテーション」（介護報酬）
✓ 訪問看護ステーションからの訪問
　➡「訪問看護（PT・OT・STによる訪問看護）」（介護報酬）
　　※介護予防では，「介護予防訪問リハビリテーション」と「予防訪問看護」になります

◆**医療保険の場合**
✓ 医療施設（病院・診療所）からの訪問
　➡「在宅患者訪問リハビリテーション指導管理料」（診療報酬）
✓ 訪問看護ステーションからの訪問
　➡「訪問看護基本療養費Ⅰ・Ⅱ（PT・OT・STによる訪問看護）」（診療報酬）

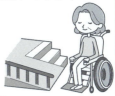

その他に，福祉用具のレンタルや購入費の補助なども居宅サービスに含まれます．

また，介護老人福祉施設や特別養護老人ホームは入居者が自宅として生活している施設なので居宅の扱いとなり，居宅サービス（訪問看護や訪問リハビリテーションなど）を利用することができます．

2）施設サービスにはどのようなものがありますか

施設サービスは，「介護老人保健施設」，「介護老人福祉施設（特別養護老人ホーム）」「介護療養型医療施設（平成35年度末まで）」の3種類です（**表1-6**）．施設サービスは要介護者のみが利用することができ，要支援者は利用することができません．2017年の介護保険法改正により，2018年4月から新たな介護保険施設として「介護医療院※」が創設されました．

表1-6 施設サービスの種類

	介護老人福祉施設 （特別養護老人ホーム）	介護老人保健施設	介護療養型医療施設
設置根拠	介護保険法（老人福祉法）	介護保険法	介護保険法・医療法
医療行為	なし	あり	
管理者	医師でなくてもよい	原則として医師	医師
機能	家庭と同じ機能	家庭復帰・療養機能	長期療養・医療的管理
対象者	・常時介護が必要 ・居宅での介護が困難な要介護者．ただし，要介護3以上の者が対象	・病状安定期 ・入院治療は必要ない ・リハビリテーションや看護・介護を必要とする要介護者	・病状が安定している長期療養患者 ・常時医学的管理が必要な要介護者
人員基準 （入居者100人当たり）	医師1人（非常勤可） 看護師3人 介護職員31人 ケアマネジャー1人 その他：生活相談員等	医師1人（常勤） 看護職員9人 介護職員25人 ケアマネジャー1人 理学療法士，作業療法士または言語聴覚士1人 その他：支援相談員等	医師3人 看護職員17人 介護職員17人 ケアマネジャー1人 理学療法士，作業療法士または言語聴覚士適当数 その他：薬剤師等

〔医療情報科学研究所，2018[12]を一部改変〕

3）地域密着型サービスにはどのようなものがありますか

地域密着型サービスとは，市区町村によって指定された事業者が，その市区町村に住む利用者を対象として提供するサービスのことです．よって，原則として居住する市区町村内で提供されるサービスのみ利用することができます．介護が必要となった高齢者が，住み慣れた地域で生活が継続できるように，日常生活圏内にサービスの拠点を確保し，提供することを目的として，2006（平成18）年に創設されたサービス類型です．

◆**要介護者（介護給付）のみが利用できる地域密着型サービス**[12, 13]
　✓ 定期巡回・随時対応型訪問介護看護（24時間対応）
　　※日中・夜間を通じて1日複数回の定期訪問と随時の対応を介護・看護が密接に連携しながら提供するサービス
　✓ 夜間対応型訪問介護
　　※夜間の定期巡回や緊急時に対応した訪問介護サービス

———————————
※介護医療院については p46〜47 で解説しています．

- ✓ 看護小規模多機能型居宅介護（複合型サービス）
    - ※小規模多機能型居宅介護と訪問介護などを組み合わせたサービス
- ✓ 地域密着型特定施設入居者生活介護
    - ※定員29名以下の介護専用型特定施設
- ✓ 地域密着型介護老人福祉施設入所者生活介護
    - ※定員29名以下の特別養護老人ホーム（施設サービス）
- ✓ 地域密着型通所介護
    - ※定員18名以下の小規模なデイサービス

◆ 要支援者（予防給付）・要介護者（介護給付）ともに利用できる地域密着型サービス[12,13]
- ✓ 小規模多機能型居宅介護
    - ※「通い」を中心とし，「訪問」や「泊り」を随時組み合わせたサービスの提供
- ✓ 認知症対応型通所介護
    - ※認知症高齢者のデイサービス
- ✓ 認知症対応型共同生活介護（グループホーム）※要支援1の利用不可
    - ※認知症高齢者が9人以下で共同生活する住居．訪問サービスの利用可

4) 住宅改修に介護保険は利用できますか

日常的な移動を容易に，安全にするために，手すりの取り付けや段差の解消，引き戸などへの扉の取り替え，洋式便器などへの便器の取り替え等の住宅改修を施した際の費用は，20万円を限度として支給されます．利用者がいったん全額を支払った後，費用の9割（一定以上所得者の場合は8割または7割）が介護保険から払い戻されます．ただし，要支援者は利用できません．

5) 福祉用具貸与や特定福祉用具の購入に介護保険は利用できますか

福祉用具の貸与は要介護度に応じて行われ，居宅サービス費より支給されます．

◆ 要支援1・2，要介護1
　手すり，スロープ，歩行器，歩行補助つえ

◆ 要介護2～5
　上記の4種目に加え，車いすと付属品，特殊寝台と付属品，床ずれ防止用具，体位変換器，認知症老人徘徊感知器，移動用リフト

◆ 要介護4・5
　上記の12種目に加え，自動排泄処理装置

貸与に馴染まない排泄や入浴のための特定福祉用具※を購入する場合，1年間に10万円を限度として支給されます．利用者がいったん全額を支払った後，費用の9割（一定以上所得者の場合は8割または7割）が介護保険から払い戻されます．ただし，要支援者は利用できません．

※特定福祉用具の対象は，腰掛便座，自動排泄処理装置の交換可能部分，入浴補助用具，簡易浴槽，移動リフトの吊り具部分です．

Ⅴ 地域支援事業[12,13)]

　地域支援事業とは，地域住民が要介護（要支援）状態となることを予防するとともに，要介護状態となった場合でも，可能な限り自立した日常生活を営むことができるよう支援することを目的として，各市区町村が主体となって実施する事業のことです．よって，要介護認定で非該当（＝自立）と認定された方も利用できます．
　地域支援事業は，全市区町村が必ず実施する必須事業と各市区町村の判断で行われる任意事業があります．必須事業は「介護予防・日常生活支援総合事業」と「包括的支援事業」に分けられます（図1-9①②）．

1）市区町村の必須事業である「介護予防・日常生活支援総合事業」とは

　「介護予防・日常生活支援総合事業」は，「介護予防・生活支援サービス事業」と「一般介護予防事業」の2つで構成されています（図1-9①）．
　現在は，介護予防・生活支援サービス事業に，以前は予防給付で行われていた訪問介護や通所介護が移行されています．

✓ **介護予防・生活支援サービス事業**
　　（対象）要支援者や基本チェックリストに該当した人
　　（事業内容）①訪問型サービス：掃除，洗濯など
　　　　　　　②通所型サービス：機能訓練，集いの場
　　　　　　　③生活支援サービス：配食など
　　　　　　　④介護予防支援事業（ケアマネジメント）

✓ **一般介護予防事業**
　　（対象）65歳以上の全高齢者

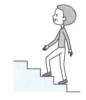

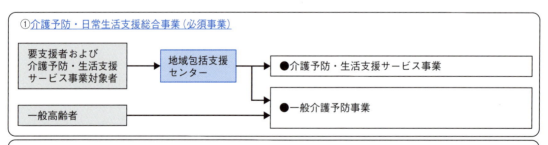

図1-9　地域支援事業の概要

〔長寿科学振興財団[13)]を一部改変〕

（事業内容）①介護予防把握事業：閉じこもり等の予防・支援
②介護予防普及啓発事業
③地域介護予防活動支援事業
④一般介護予防事業評価事業
⑤地域リハビリテーション活動支援事業

vi 地域包括支援センター[14]

　地域包括支援センターは，市区町村または市区町村から委託を受けた法人が設置主体となります．保健師・社会福祉士・主任介護支援専門員（主任ケアマネジャー）の3職種が配置され，地域住民を保健，医療，福祉，介護など多面的・総合的に支援するための拠点です．

　地域包括支援センターの主な事業は5つで，①介護予防ケアマネジメント，②総合相談支援，③虐待の早期発見などの権利擁護，④包括的・継続的ケアマネジメント，⑤地域ケア会議の開催です（図1-10）．地域ケア会議では，多職種の協働による高齢者の個別課題（困難事例等）の解決を図るとともに，地域の課題について共有します．

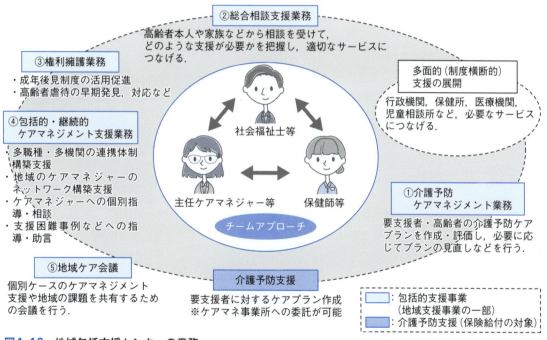

図1-10　地域包括支援センターの業務

〔厚生労働省[14]を一部改変〕

【参考文献】

1) 西村周三・井野節子：国民の最大関心事！社会保障を日本一わかりやすく考える．PHP研究所，2009．
2) 厚生労働省：社会保障教育のテキスト　社会保障を教える際に重点とすべき学習項目の具体的内容．(https://www.mhlw.go.jp/stf/seisakunitsuite/bunya/0000051472.html)〔2019/03/01 確認〕
3) 厚生労働省：我が国の医療保険について．(https://www.mhlw.go.jp/stf/seisakunitsuite/bunya/kenkou_iryou/iryouhoken/iryouhoken01/index.html)〔2019/03/01 確認〕
4) 厚生労働省保険局：高額療養費制度を利用される皆さまへ（平成30年8月診療分から）．(https://www.mhlw.go.jp/content/000333279.pdf)〔2019/03/01 確認〕
5) SBI損保：健康保険適用の診療，先進医療，自由診療それぞれの自己負担割合のイメージ．(https://www.sbisonpo.co.jp/gan/select/knowledge/knowledge02.html)〔2019/03/01 確認〕
6) 伊藤哲雄・畑山宏大：図解入門ビジネス　最新　医療費の仕組みと基本がよ～くわかる本．秀和システム，2017．
7) NTT東日本関東病院：DPC/PDPSの計算方式〈イメージ〉．(https://www.ntt-east.co.jp/kmc/guide/inpatient/dpc.html)

8) 社会保険研究所：公費医療・難病医療ガイド　平成29年4月版．社会保険研究所，pp7-9，2017.

9) 厚生労働省：介護保険制度について（40歳になられた方へ）．(https://www.mhlw.go.jp/file/06-Seisakujouhou-12300000-Roukenkyoku/2gou_leaflet.pdf)〔2019/03/01確認〕

10) 厚生労働省：介護保険制度の概要　介護保険とは　公的介護保険制度の現状と今後の役割．(https://www.mhlw.go.jp/content/0000213177.pdf)〔2019/03/01確認〕

11) ダスキンヘルスレント：要介護度と1カ月の介護保険支給限度額．2017.(https://healthrent.duskin.jp/column/library/32/index.html)〔2019/03/01確認〕

12) 医療情報科学研究所（編）：公衆衛生がみえる　2018-2019．メディックメディア，p243，244，246，2018.

13) 長寿科学振興財団：健康長寿ネット　高齢者を支える制度とサービス　地域密着型サービス．(https://www.tyojyu.or.jp/net/kaigo-seido/chiiki-service/index.html)〔2019/03/01確認〕

14) 厚生労働省：地域包括ケアシステム　地域包活支援センターの概要．(https://www.mhlw.go.jp/seisakunitsuite/bunya/hukushi_kaigo/kaigo_koureisha/chiiki-houkatsu/dl/link2.pdf)〔2019/03/05確認〕

2 病床機能別・介護保険サービスの事業形態別にみる理学療法士・作業療法士の役割

A 病床機能と診療報酬から考える理学療法士・作業療法士の役割

2000年以前のわが国では急性期医療と慢性期医療の区別が曖昧で，病床には「精神病床」，「感染症病床」，「結核病床」，「その他の一般病床」の区別しかありませんでした．そして患者は急性期から回復期，慢性期に至るまで同じ病院に入院していました．その後，病院や病床の機能分化が図られ，現在「その他の一般病床」は，「急性期病床」，「回復期病床」，「療養病床」に区別されています．

ここでは，医療施設や病床の種類と定義，入院医療の診療報酬について解説します．その後，各病床とそこで働く理学療法士・作業療法士の役割について考えていきます．

i 医療法上の医療施設と病床の規定

医療供給体制について定めている法律は「医療法」で，医療施設や病床についての規定が定められています．

1）医療施設の種類と定義

医療法で規定されている医療施設（医業を行うことができる場所）は，大きく「病院」と「一般診療所」に分かれます．

◆病院と診療所の定義
- ✓ 病院：20床以上の入院施設を有するもの
- ✓ 一般診療所：19床以下の入院施設を有するもの（有床診療所）
　　　　　　　または入院施設を有しないもの（無床診療所）

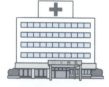

病院数は1990年をピークに減少し，有床診療所は1968年をピークに減少する一方で，無床診療所は増加しています．

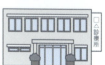

2）病床の種類と定義

医療法で規定されている病床は，「一般病床」，「療養病床」，「精神病床」，「感染症病床」，「結核病床」の5種類で，人員配置基準や必置設備などの施設基準が定められています．

◆病床区分と定義
① 一般病床 ……… 療養病床，精神病床，感染症病床，結核病床以外の病床
② 療養病床 ……… 長期にわたり療養を必要とする患者を入院させるための病床
③ 精神病床 ……… 精神疾患を有する者を入院させるための病床
④ 感染症病床 ……… 感染症法の1類感染症，2類感染症，新感染症の患者を入院させるた

めの病床

⑤ 結核病床 ················ 結核の患者を入院させるための病床

3) 病床機能報告制度に基づく病床区分と定義（表1-7）

病床機能報告制度は平成29年度より医療法に基づいて実施されています．一般・療養病床を有する病院・診療所の管理者は，病床の機能区分（高度急性期機能，急性期機能，回復期機能，慢性期機能の4区分）を，病棟単位で都道府県知事に報告しなければなりません．

表1-7　病床の機能区分

医療機能の名称	医療機能の内容
高度急性期機能	●急性期の患者に対し，状態の早期安定化に向けて，診療密度が特に高い医療を提供する機能 ※高度急性期機能に該当すると考えられる病棟の例 　救命救急病棟，集中治療室，ハイケアユニット，新生児集中治療室，新生児治療回復室，小児集中治療室，総合周産期集中治療室であるなど，急性期の患者に対して診療密度が特に高い医療を提供する病棟
急性期機能	●急性期の患者に対し，状態の早期安定化に向けて，医療を提供する機能
回復期機能	●急性期を経過した患者への在宅復帰に向けた医療やリハビリテーションを提供する機能 ●特に，急性期を経過した脳血管疾患や大腿骨頚部骨折等の患者に対し，ADLの向上や在宅復帰を目的としたリハビリテーションを集中的に提供する機能（回復期リハビリテーション機能）
慢性期機能	●長期にわたり療養が必要な患者を入院させる機能 ●長期にわたり療養が必要な重度の障害者（重度の意識障害者を含む），筋ジストロフィー患者又は難病患者等を入院させる機能

〔厚生労働省1)〕

ii 病床機能別診療報酬（入院）の基礎知識

入院医療の診療報酬は，医療機関に入院した際にかかる「入院料」と治療内容に応じてかかる「特掲診療料」を合わせた金額となります．入院料は病棟（病床）によって異なり，原則1日単位で計算されます．

また，医療機関は各病棟がどの入院料を算定するのかを地方厚生局に届け出なくてはなりません．各入院料には施設基準が設定されており，その要件を満たした病棟でなければ届け出はできません．

コラム　「入院料の届出」と「病床機能報告制度」の違いは？

「入院料の届出」は診療報酬を算定するために，各病棟がどの入院料を算定するのかを届け出ます．一方，「病床機能報告制度※」は各医療機関が有する機能を明らかにして，各地域の必要な病床数を決めるために，どの種類の病床を何床持っているのかを定性的な基準に基づいて自己申告します．2017年度の病床機能報告（病院）では，高度急性期13.9％，急性期45.6％，回復11.8％，慢性期28.7％となっています（平成30年3月時点速報値）．

※病床機能報告制度についてはp50～51で解説しています．

1) 急性期機能：一般病棟の診療報酬

◆一般病棟の入院料

　一般病棟とは，急性期の患者を入院させる病棟です．一般病棟の入院料（一般病棟入院基本料）は看護師の配置に応じて，「急性期一般入院基本料」と「地域一般入院基本料[※1]」に区分されています．看護師が患者7人に対して1人以上（7対1），または患者10人に対して1人以上（10対1）の病棟は「急性期一般入院基本料」，患者13人に対して1以上（13対1），または患者15人に対して1人以上（15対1）の病棟は「地域一般入院基本料」となります．

　急性期一般入院基本料（急性期一般入院料）は1～7に区分され，施設基準が最も厳しいのが「入院料1」です．また，施設基準が厳しい入院料ほど，診療報酬点数は高く設定されています．

◆急性期一般入院料の施設基準

　急性期一般入院料を算定するための主な要件は4つで，「看護師の配置」，「平均在院日数」，「重症度，医療・看護必要度の高い入院患者の受け入れ割合」，「在宅復帰・病床機能連携率（入院料1のみ）[※2]」です．

　この4つの要件を満たさなければ，診療報酬上では急性期病棟として認められません．

【急性期一般入院料1の算定要件】

- ✓ 看護師の配置 ➡ 7対1[※]
- ✓ 平均在院日数 ➡ 18日以内[※]
- ✓ 重症度，医療・看護必要度の高い入院患者の受け入れ ➡ 必要度Ⅱ30％以上[※]
- ✓ 在宅復帰・病床機能連携率 ➡ 80％以上

※入院料2～7の看護師の配置は10対1，平均在院日数は21日以内となっています．
　また，重症度，医療・看護必要度の高い入院患者割合は段階的に設定されています．

---

2) 回復期機能：回復期リハビリテーション病棟の診療報酬

◆回復期リハビリテーション病棟の入院料

　回復期リハビリテーション病棟は，一般病棟での治療を終えた患者に対して在宅復帰に向けてリハビリテーションを集中的に提供する病棟です．しかし，一般病棟からの患者すべてが入院できるわけではありません．入院の対象となる疾患は主として，発症あるいは手術後から2か月以内の「脳血管疾患」「大腿骨，股関節，膝関節の骨折」「肺炎などの治療に伴う廃用症候群」などの患者が対象となります．また，入院できる期間に上限があります．

　回復期リハビリテーション病棟が算定できる入院料（回復期リハビリテーション病棟入院料）は，1～6に区分されています．入院料1が最も高い点数となっています．

[※1]：地域一般入院基本料を算定する病棟は，高度ではないが入院を必要とする救急患者の受け入れや軽度～中等度の急性期医療，救急医療に24時間で対応します．
[※2]：在宅復帰率・病床機能連携率とは，退院患者のうち「在宅」に退院した患者の割合です．
「在宅」とは，自宅，居住系介護施設等（介護医療院を含む），地域包括ケア病棟，回復期リハビリテーション病棟，療養病棟，有床診療所，介護老人保健施設が含まれます．

第1章　マネジメント力をアップさせるための基礎知識

◆回復期リハビリテーション病棟入院料の施設基準

　回復期リハビリテーション病棟入院料を算定するための要件は，「基本評価部分」（専門職の配置など）と「診療実績評価部分」（治療成績）に分かれています．

> **【回復期リハビリテーション病棟入院料の算定要件】**
> ● 基本評価部分
> 　✓ 医看護職員，看護補助者，リハビリ専門職，社会福祉士の配置
> 　✓ 休日リハビリテーションの実施（入院料1・2のみ）
> ● 診療実績評価部分
> 　✓ 重症者の割合（入院料1～4のみ）
> 　✓ 重症者の日常生活機能評価（FIM）の改善（入院料1～4のみ）
> 　✓ 在宅復帰率（入院料1～4のみ）
> 　✓ リハビリテーション実績指数※（入院料1，3，5のみ）
> ────
> ※リハビリテーション実績指数は，1日当たりのFIM得点の増加を示す指数です．
> 　よって，FIMの得点と在院日数から計算します．高いFIMの得点を獲得するか，
> 　あるいは在院日数を短縮すると実績指数は高くなります．

3）回復期機能：地域包括ケア病棟の診療報酬

◆地域包括ケア病棟の入院料

　地域包括ケア病棟は，急性期を脱した後に引き続き入院を必要とする患者や在宅医療を受けている患者の容体が急変した際に受け入れる病棟です．回復期リハビリテーション病棟とは異なり，疾患を問わずに入院できます．

　地域包括ケア病棟の入院料（地域包括ケア病棟入院料）は1～4に区分され，入院料1が最も高い点数となっています．また地域包括ケア病棟は，病室単位で届け出ることが可能です．一般病棟の一部の病室を地域包括ケア病棟として届け出ると，地域包括ケア入院医療管理料が算定できます．地域包括ケア入院医療管理料の診療報酬点数や施設基準は，地域包括ケア病棟入院料とほとんど同じです．

◆地域包括ケア病棟入院料の施設基準

　地域包括ケア病棟入院料を算定するための要件は，「基本評価部分」と「在宅医療の提供等の診療実績評価部分」に分かれています．

> **【地域包括ケア病棟入院料の算定要件】**
>
> ● 基本評価部分
> 　✓ 重症患者割合（重症度，医療・看護必要度）
> 　✓ 在宅復帰率
> 　✓ 看護職員の配置（13対1）
> 　✓ リハビリ専門職の配置
> 　✓ 在宅復帰に係る職員の配置
>
> ● 在宅医療の提供等の診療実績評価部分
> 　※入院料1・3のみ
> 　✓ 自宅等からの入院患者の受け入れ
> 　✓ 自宅等からの緊急患者の受け入れ
> 　✓ 在宅医療等の提供
> 　✓ 看取りに対する指針の策定

4）慢性期機能：療養病床の診療報酬

◆療養病棟の入院料

療養病棟は，日常的・継続的に医学的な管理や処置を必要とする患者が入院する病棟で，主に在宅や介護施設での療養生活が困難な患者が対象となります．

療養病棟の入院料は療養病棟入院基本料1と2に区分され，療養病棟入院基本料1のほうが2より高く設定されています．個々の患者の状態によっても診療報酬点数が異なり，「医療区分」と「ADL区分」に基づいて9つの区分があります（図1-11）．

医療区分は1から3の3段階評価で，最も医療の必要度が高いのが3です．例えば，「24時間持続点滴」「中心静脈栄養」「人工呼吸器」などを受けている患者は医療区分3で，「透析」「酸素療法」などを行っている患者は医療区分2となります．医療区分2・3に該当しない患者が医療区分1です（図1-12）．

ADL区分は，日常生活動作（移乗，食事，トイレなど）によって1から3の3段階評価で，ADL区分3が最も自立度が低く，多くの介助が必要な患者となります（図1-12）．

よって，療養病棟入院基本料1を届け出ている病院に入院し，「医療区分3」および「ADL区分3」の患者の診療報酬が最も高くなります（図1-11）．

療養病棟入院基本料1

	医療区分3	医療区分2	医療区分1
ADL区分3	1,810点	1,412点	967点
ADL区分2	1,755点	1,384点	919点
ADL区分1	1,468点	1,230点	814点

療養病棟入院基本料2

	医療区分3	医療区分2	医療区分1
ADL区分3	1,745点	1,347点	902点
ADL区分2	1,691点	1,320点	854点
ADL区分1	1,403点	1,165点	750点

図1-11　療養病棟入院基本料

〔厚生労働省[2]〕

医療区分

医療区分3
【疾患・状態】
・スモン・医師及び看護師により，常時監視・管理を実施している状態
【医療処置】
・24時間持続点滴・中心静脈栄養・人工呼吸器使用・ドレーン法・胸腹腔洗浄
・発熱を伴う場合の気管切開，気管内挿管・感染隔離室における管理
・酸素療法（常時流量3L/分以上を必要とする状態等）

医療区分2
【疾患・状態】
・筋ジストロフィー・多発性硬化症・筋萎縮性側索硬化症・パーキンソン病関連疾患
・その他の難病（スモンを除く）
・脊髄損傷（頸髄損傷）・慢性閉塞性肺疾患（COPD）
・疼痛コントロールが必要な悪性腫瘍・肺炎・尿路感染症
・リハビリテーションが必要な疾患が発症してから30日以内・脱水かつ発熱を伴う状態
・体内出血・頻回の嘔吐かつ発熱を伴う状態・褥瘡・末梢循環障害による下肢末端開放創
・せん妄・うつ状態・暴行が毎日みられる状態（原因・治療方針を医師を含め検討）
【医療処置】
・透析・発熱又は嘔吐を伴う場合の経腸栄養・喀痰吸引（1日8回以上）
・気管切開・気管内挿管のケア・頻回の血糖検査
・創傷（皮膚潰瘍・手術創・創傷処置）
・酸素療法（医療区分3に該当するもの以外のもの）

医療区分1　　医療区分2・3に該当しない者

ADL区分

ADL区分3：23点以上
ADL区分2：11点以上〜23点未満
ADL区分1：11点未満

当日を含む過去3日間の全勤務帯における患者に対する支援のレベルについて，下記の4項目に0〜6の範囲で最も近いものを記入し合計する．
新入院（転棟）の場合は，入院（転棟）後の状態について評価する．
（0. 自立，1. 準備のみ，2. 観察，3. 部分的援助，4. 広範な援助，5. 最大の援助，6. 全面依存）

項目	支援のレベル
a ベッド上の可動性	0〜6
b 移乗	0〜6
c 食事	0〜6
d トイレの使用	0〜6
（合計点）	0〜24

図1-12　療養病床の「医療区分」と「ADL区分」の定義

〔厚生労働省[2]〕

◆療養病棟入院料の施設基準

療養病棟入院料を算定するための要件は，看護職員の配置が20対1以上で，療養病棟入院料1は医療区分2または3の患者が80％以上，療養病棟入院料2は50％以上です．

【療養病棟入院料の算定要件】
- 看護師の配置人数　20対1以上（入院料2は25対1以上）
- 医療区分2または3の患者割合　80％以上（入院料2は50％以上）

iii 病床機能別に考える理学療法士・作業療法士の役割

医療機関は治療の場であり，生活の場ではありません．治療を終えて生活の場に返すことが，すべての医療機関に共通する目標です．したがって，どのタイプの病床においても，在宅復帰が課題となります．各病床において，理学療法士や作業療法士がどのような役割を果たすべきかを解説します．

1）高度急性期病床・急性期病床で求められる役割

◆高度急性期病床・急性期病床の役割
　重症患者に専門性の高い治療やケアを行い，早期の在宅復帰または転院をめざす

◆理学療法士・作業療法士の役割
- 早期リハビリテーションの介入
- 疾患特性に合わせた専門的なリハビリテーションの提供
- 廃用予防
- ADL訓練・生活機能評価
- 医療安全への関与（転倒・転落予防など）

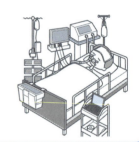

高度急性期病床である脳卒中ケアユニット（SCU）や集中治療室（ICU），ハイケアユニット（HCU）などでは，発症直後から多職種がチームとなって専門性の高い医療やケアを提供します．高度急性期や急性期の患者は症状が不安定なことが多く，様々な生命維持装置が装着されています．バイタル（脈拍，呼吸，体温，血圧など）を管理しながら，疾患特性に合わせた専門的なリハビリテーションの提供が求められます．また急性期病床の入院患者を早期退院，在宅復帰させるには，入院前のADLをできるだけ維持することが重要です．そのために，術前からのリハビリテーションの介入や早期離床，リハビリテーションの早期開始が必要になります．

急性期病床の在宅復帰・病床機能連携率における「在宅」には自宅だけでなく，回復期リハビリテーション病棟や地域包括ケア病棟，療養病棟，介護保険施設などが含まれています．一方で，自宅から入院する予定入院患者に対しては，入院前から退院支援に必要な患者情報の収集や退院困難な要因の把握などが行われています．今後は，自宅から急性期病床へ入院した患者を自宅に退院させることが求められます．急性期病床から直接自宅に退院する場合，回復期リハビリテーション病棟と同様に，退院後の生活を見据えたADL訓練や生活

機能評価が必要となります．また，退院後も介護保険を利用してリハビリテーションを継続するケースも増えてくるため，介護保険制度や在宅医療，介護サービス，福祉支援の知識が必須となります．

入院中の転倒・転落や医療関連感染により入院が長期化することがあります．早期のADLの獲得は医療関連感染の予防につながる一方で，離床早期や歩行獲得直後の動作は不安定なため，転倒・転落のリスクが高くなります．リハビリテーション時の動作評価を病棟看護師と共有し，病棟での動作指導や環境整備など転倒・転落予防に積極的に関与することが求められます．

2）回復期リハビリテーション病棟で求められる役割

◆回復期リハビリテーション病棟の役割
　速やかにADLや身体機能を回復させ，早期退院と在宅復帰をめざす

◆理学療法士・作業療法士の役割
　✓ 重症者のADLの改善
　✓ 高いFIMの得点と在院日数の短縮
　✓ リハビリテーションによる回復・改善の予測
　✓ 在宅移行に向けたリハビリテーションのプランニング
　✓ 退院支援（家屋調査，住宅改修助言，退院前訪問指導など）

回復期リハビリテーション病棟の診療報酬は，アウトカム評価が導入されているため，理学療法士・作業療法士に求められていることは，リハビリテーションによる身体機能の回復とADL改善です．

リハビリテーションによる回復・改善（回復曲線）は，一定の期間を過ぎると変化が小さくなり，プラトーになります．よって，理学療法士・作業療法士には，回復・改善を予測して，回復曲線がプラトーになる前に多職種と連携して退院調整をはじめ，タイミングよく在宅へ移行させることが求められます．

また在宅療養中は，入院時のように毎日リハビリテーションを行うことはできません．退院後にリハビリテーションの実施が減り，それにより身体機能やADLが低下しないように，在宅移行に向けた適切なリハビリテーションのプランニングが求められます．

回復期リハビリテーション病棟からの退院先は自宅，または介護保険施設です．回復期リハビリテーション病棟の患者を自宅に退院させるには，院内で患者本人にADL訓練をしているだけでは限界があります．なぜならば，院内の環境ではできる日常生活動作でも，自宅の環境ではできないことがあるからです．よって，家屋調査やADL評価に基づく住宅改修の提案，家族への介助指導などが必要となります．また，退院後のリハビリテーション継続の要否や身体機能・ADL評価に基づく必要な介護保険サービスなどについて，医療ソーシャルワーカー（MSW）や介護支援専門員（ケアマネジャー）に助言・提案しなければなりません．

3) 地域包括ケア病棟で求められる役割

◆**地域包括ケア病棟の役割**
　急性期病院で治療を終えた後に引き続き入院医療を必要とする患者や，在宅医療を受けている患者が急変したときに受け入れ，在宅復帰をめざす

◆**理学療法士・作業療法士の役割**
　✓ リハビリテーションが必要な患者を同定
　✓ リハビリテーション実施量の評価
　✓ 廃用予防
　✓ 退院支援（家屋調査，住宅改修助言，退院前訪問指導など）

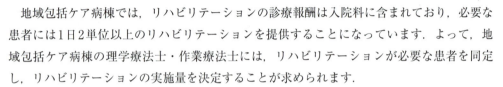

　地域包括ケア病棟では，リハビリテーションの診療報酬は入院料に含まれており，必要な患者には1日2単位以上のリハビリテーションを提供することになっています．よって，地域包括ケア病棟の理学療法士・作業療法士には，リハビリテーションが必要な患者を同定し，リハビリテーションの実施量を決定することが求められます．

　また，地域包括ケア病棟に入院している患者は，急性期経過後に引き続き入院医療を必要とする患者（ポストアキュート）と在宅や介護施設で症状の急性増悪した患者（サブアキュート）です．サブアキュート患者に関しては，症状や状態が安定したらスムーズに入院前の生活に戻れるように，入院中の廃用予防が必要となります．一方で，ポストアキュート患者は，回復期リハビリテーション病棟と同様に，退院支援（ADL指導，家屋調査，住宅改修助言，家族指導）が求められます．

4) 療養病棟で求められる役割

◆**療養病棟の役割**
　日常的・継続的な医学管理が必要な重症患者のケアと在宅復帰をめざす

◆**理学療法士・作業療法士の役割**
　✓ ADLの維持（自主練習や介助方法の指導）
　✓ 褥瘡対策
　✓ 退院支援（介護保険サービス事業所との連携など）

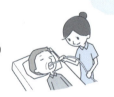

　療養病棟では，疾患別リハビリテーションの標準算定日数を超えている患者が多く，このような患者に対するリハビリテーションは月13単位しか請求できません．急性期や回復期のように，改善や回復を目的とした積極的なリハビリテーションではなく，患者自身や病棟の看護師，看護補助者に対して自主練習や介助方法などを指導し，患者の身体機能やADLを維持することが求められています．

　一方，療養病棟の患者の多くは，経管栄養や喀痰吸引などの日常的・継続的な医学管理やケアが必要なため，喀痰吸引や摂食嚥下障害などへの対応や補助が求められます．また，病

棟の看護師や看護補助者に対するポジショニングやシーティングの指導を行い，褥瘡対策などに積極的に関与することが求められます．

　今後，療養病棟においても在宅復帰への努力が求められます．療養病棟における退院支援では，在宅療養におけるリハビリテーション継続の評価や医療保険によるリハビリテーションから介護保険によるリハビリテーションへの移行が求められます．また，介護保険によるリハビリテーションへの移行に伴い，介護保険サービス事業所との連携や情報提供などが必要となります．

5）無床診療所で求められる役割

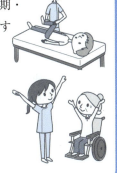

◆無床診療所の役割
　入院治療の必要のない患者の治療と医療保険で行われている維持期・生活期のリハビリテーションから介護保険サービスへの移行をめざす

◆理学療法士・作業療法士の役割
- ✓ 亜急性期・回復期リハビリテーションの提供
- ✓ 維持期・生活期のリハビリテーションのゴール設定
- ✓ 医療保険から介護保険への移行
- ✓ 重症化，再発，再入院の予防

　以前は，膝関節や股関節の手術を受けた患者は，1か月以上入院し，入院中に継続してリハビリテーションを受けていました．近年は2週間程度で自宅に退院することが多く，退院後に身体機能やADLが低下することが問題になっています．今後は，退院後は診療所でリハビリテーションを継続することが求められます．

　これまで慢性期や維持期の患者を主に担当していた診療所の理学療法士や作業療法士は，今後亜急性期や回復期の患者のリハビリテーションを実施しなければなりません．そのためには，急性期や亜急性期，回復期の病態やリスクに関する知識や，亜急性期・回復期のリハビリテーションの技術，ADL動作の指導力などを身に付けておく必要があります．また，急性期病院や回復期病院との連携や情報共有が求められます．

　医療保険のリハビリテーションは，治療や訓練による身体機能やADLの改善・向上を目的としています．一方，介護保険のリハビリテーションは身体機能やADL，生活機能の維持とQOLの向上を目的としています．よって，医療保険で行っている維持期・生活期のリハビリテーションは，介護保険でリハビリテーションを継続するべきかを評価し，適切なサービスの利用に繋げていくことが求められます．

　さらに，診療所を受診している生活習慣病患者に対する運動療法や，重症化，再発，再入院を予防するために自宅で行うリハビリテーションの指導にも理学療法士や作業療法士の積極的な関与が求められます．

理学療法士・作業療法士による喀痰吸引

　喀痰吸引は医療行為にあたるため，以前は医師や看護師，または指導を受けた患者の家族しか行うことができませんでした．しかし，2010年4月より，理学療法士が体位排痰法を実施する際，作業療法士が食事訓練を実施する際，言語聴覚士が嚥下訓練等を実施する際など喀痰の吸引が必要となる場合に，喀痰吸引が行えるようになりました．

　しかし，卒前教育の養成機関で基本的理論を習得することや卒後の勤務現場である医療機関などにおいて実践的な理論や実技など，必要な教育・研修を受けた療法士が実施する必要があります．

B 介護保険サービスと介護報酬から考える理学療法士・作業療法士の役割

ここでは，はじめにリハビリテーション関連の介護保険サービスと介護報酬について解説します．その後，介護保険サービスの種類別に理学療法士・作業療法士の役割について考えていきます．

i リハビリテーション関連の介護保険サービスと介護報酬の基礎知識

介護報酬とは，介護サービス事業者が利用者（要介護者または要支援者）に提供した介護サービスに対して支払われる報酬（サービスの費用）のことです．

介護報酬には，公定価格による料金表（介護給付費単位数表）があり，サービスごとに「単位」で表示されています．介護報酬は，「基本部分」と「加算（減算）」があります．基本部分はサービスの種類や内容，時間，要介護度などに応じて定められた単位ですが，サービスを提供する事業所の状況によって加算・減算がされます．なお，1単位は原則的には10円で計算されますが，地域ごとの人件費の差を調整するため1単位当たりの金額は地域によって異なります（10.00円〜11.40円）．

介護報酬は3年ごとに改定されますが，介護報酬の改定では，基本部分が「引き上げ」または「引き下げ」になるか，加算（減算）が「新設」「強化」されます．

1）介護老人保健施設

◆介護老人保健施設の介護報酬

介護老人保健施設とは，心身の機能の維持回復を図り，居宅で生活ができるようにするための支援が必要な要介護者に対して，施設サービス計画に基づいて看護，医学的管理の下における介護及び機能訓練その他必要な医療並びに日常生活上の世話を行うことを目的とする施設です（介護保険法）．

介護老人保健施設の基本報酬は，在宅復帰・在宅療養支援機能をさらに推進する観点から「在宅強化型」，「基本型」，「その他型」の3つに区分されており，「在宅強化型」の中に「超強化型」，基本型の中に「加算型」が含まれています（図1-13）．また，利用者の要介護度別に1日当たりの単位が異なります．基本報酬が最も高い単位は，在宅強化型の要介護5になります（図1-14）．また，加算には，在宅復帰・在宅療養支援機能加算（Ⅰ）と（Ⅱ）があり，（Ⅰ）は基本型のみ，（Ⅱ）は在宅強化型のみの加算となっています．その他のリハビリテーション関連の加算には，短期集中リハビリテーション実施加算，認知症短期集中リハビリテーション実施加算などがあります．

◆基本報酬・加算の算定要件

「在宅強化型（超強化型）」，「基本型（加算型）」，「その他型」を算定するためには，要件を満たさなければなりません．その主な要件は5つで，「在宅復帰・在宅療養支援等指標」，「退所時指導等」，「リハビリテーションマネジメント」，「地域貢献活動」，「充実したリハビリテーション」です（図1-13）．

	超強化型 在宅復帰・在宅療養 支援機能加算（Ⅱ）	在宅強化型	加算型 在宅復帰・在宅療養 支援機能加算（Ⅰ）	基本型	その他型 （左記以外）
在宅復帰・在宅療養支援等指標（最高値：90）	70以上	60以上	40以上	20以上	左記の要件を満たさない
退所時指導等	要件あり	要件あり	要件あり	要件あり	
リハビリテーションマネジメント	要件あり	要件あり	要件あり	要件あり	
地域貢献活動	要件あり	要件あり	要件あり	要件なし	
充実したリハ	要件あり	要件あり	要件なし	要件なし	

在宅復帰・在宅療養支援等指標：
下記評価項目（①〜⑩）について，項目に応じた値を足し合わせた値
（最高値：90）

①在宅復帰率	50%超 20	30%超 10	30%以下 0
②ベッド回転率	10%以上 20	5%以上 10	5%未満 0
③入所前後訪問指導割合	30%以上 10	10%以上 5	10%未満 0
④退所前後訪問指導割合	30%以上 10	10%以上 5	10%未満 0
⑤居宅サービスの実施数	3サービス 5	2サービス 3	1サービス 2	0サービス 0
⑥リハ専門職の配置割合	5以上 5	3以上 3	3未満 0
⑦支援相談員の配置割合	3以上 5	2以上 3	2未満 0
⑧要介護4又は5の割合	50%以上 5	35%以上 3	35%未満 0
⑨喀痰吸引の実施割合	10%以上 5	5%以上 3	5%未満 0
⑩経管栄養の実施割合	10%以上 5	5%以上 3	5%未満 0

評価項目	算定要件
退所時指導等	a：退所時指導 　入所者の退所時に，当該入所者及びその家族等に対して，退所後の療養上の指導を行っていること． b：退所後の状況確認　入所者の退所後30日※以内に，その居宅を訪問し，又は指定居宅介護支援事業者から情報提供を受けることにより，在宅における生活が1月※以上継続する見込みであることを確認し，記録していること．
リハビリテーションマネジメント	入所者の心身の諸機能の維持回復を図り，日常生活の自立を助けるため，理学療法，作業療法その他必要なリハビリテーションを計画的に行い，適宜その評価を行っていること．
地域貢献活動	地域に貢献する活動を行っていること．
充実したリハ	少なくとも週3回程度以上のリハビリテーションを実施していること．

※要介護4・5については，2週間．

図1-13　介護老人保健施設の算定要件など

〔厚生労働省[3]〕

	在宅強化型	基本型
要介護1	818単位	771単位
要介護2	892単位	819単位
要介護3	954単位	880単位
要介護4	1,010単位	931単位
要介護5	1,065単位	984単位

図1-14　介護老人保健施設サービス費（Ⅰ）（多床室）の例（単位/日）

〔厚生労働省[3,4]〕

2）通所リハビリテーション

◆通所リハビリテーションの介護報酬

　通所リハビリテーションとは，居宅要介護者を介護老人保健施設，病院，診療所その他厚生労働省令で定める施設に通わせ，その心身の機能の維持回復を図り，日常生活の自立を助けるために行われる理学療法，作業療法その他必要なリハビリテーションを行うことを目的とする施設です（介護保険法）．

　通所リハビリテーションの基本報酬は，施設規模（3区分）とサービス提供時間（7区分）によって21パターンに分かれ，さらに利用者の要介護度別に1回当たりの単位が異なります（図1-15）．介護予防通所リハビリテーションは要支援1・2で区分され，1月当たりの単位が設定されています（要支援1：1,712単位/月，要支援2：3,615単位/月）．

●施設規模（3区分）

①通常規模型, ②大規模型（Ⅰ）, ③大規模型（Ⅱ）

●サービス提供時間（7区分）

①1時間以上2時間未満, ②2時間以上3時間未満, ③3時間以上4時間未満

④4時間以上5時間未満, ⑤5時間以上6時間未満, ⑥6時間以上7時間未満,

⑦7時間以上8時間未満

　また，リハビリテーション関連の加算には，リハビリテーションマネジメント加算（Ⅰ）～（Ⅳ），短期集中個別リハビリテーション実施加算，認知症短期集中個別リハビリテーション実施加算（Ⅰ）（Ⅱ），生活行為向上リハビリテーション実施加算，社会参加支援加算などがあります．

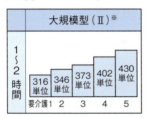

例）通常規模型の施設で，1時間以上2時間未満の
　　サービスを提供した場合の要介護度別の
　　基本サービス費

通常規模型	要介護1	2	3	4	5
1～2時間	329単位	358単位	388単位	417単位	448単位

例）大規模型（Ⅱ）の施設で，1時間以上2時間未満の
　　サービスを提供した場合の要介護度別の
　　基本サービス費

大規模型（Ⅱ）※	要介護1	2	3	4	5
1～2時間	316単位	346単位	373単位	402単位	430単位

加算
・リハビリテーションマネジメント加算（Ⅰ）～（Ⅳ）
・短期集中個別リハビリテーション実施加算
・認知症短期集中個別リハビリテーション実施加算（Ⅰ）（Ⅱ）
・生活行為向上リハビリテーション実施加算
・社会参加支援加算
・リハビリテーション提供体制加算
・サービス提供体制強化加算　　　等

減算
・生活行為向上リハビリテーション終了後の実施に係る減算
・事業所への送迎しない場合に係る減算　　等

※その他，前年度の平均利用延人員数が900人/月以内の大規模型（Ⅰ）がある．

図1-15　施設規模別・サービス提供時間別，要介護度別の通所リハビリテーションの介護報酬イメージ例

〔厚生労働省[4,5]を改変〕

3）訪問リハビリテーション

◆訪問リハビリテーションの介護報酬

　訪問リハビリテーションとは，居宅要介護者について，その者の居宅において，その心身の機能の維持回復を図り，日常生活の自立を助けるために行われる理学療法，作業療法その他必要なリハビリテーションを行うことです（介護保険法）．

　訪問リハビリテーションの基本報酬は，1回（20分以上）290単位で，提供回数に応じた費用になります．また，要介護・要支援の区別はありません．加算には，リハビリテーションマネジメント加算（Ⅰ）～（Ⅳ），短期集中リハビリテーション加算，社会参加支援加算，サービス提供体制強化加算などがあります（図1-16）．

```
┌─────────────────────┐      ┌─────────────────────┐
│ サービスの提供回数に応じた │      │ 利用者の状態に応じたサービス提供や │
│     基本サービス費      │      │ 事業所の体制に対する主な加算・減算 │
└─────────────────────┘      └─────────────────────┘

┌─────────────────────┐ 加算 ┌─────────────────────┐
│  1回（20分以上）：290単位 │  ＋  │・リハビリテーションマネジメント加算（Ⅰ）～（Ⅳ）│
│                     │      │・短期集中リハビリテーション実施加算│
│ 40分連続してサービスを提供した場合は， │      │・社会参加支援加算│
│ 2回として算定可能，1週に6回を限度  │      │・サービス提供体制強化加算　　等│
└─────────────────────┘ 減算 ┌─────────────────────┐
                          ─  │・事業所の医師がリハビリテーション計画の│
                             │ 作成に係る診療を行わなかった場合に減算　等│
                             └─────────────────────┘
```

図1-16　訪問リハビリテーションの介護報酬のイメージ

〔厚生労働省[4,6]を改変〕

ⅱ　介護保険サービスの事業形態別に考える理学療法士・作業療法士の役割

1）介護老人保健施設で求められる役割

> ◆介護老人保健施設の役割
> 　在宅復帰を目標とした計画的なリハビリテーションの提供と早期在宅復帰をめざす
>
> ◆理学療法士・作業療法士の役割
> 　✓ 在宅復帰を目指した計画的なリハビリテーションの提供
> 　✓ 入所前の居宅訪問
> 　✓ 通所リハビリテーションや訪問リハビリテーションとの連携
> 　✓ 退所前後の居宅訪問

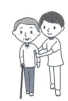

　早期の在宅復帰を実現するためには，入所前から退院に向けた情報収集や準備が必要です．そのためには，理学療法士や作業療法士が入所前から居宅を訪問し，退所後の生活や療養環境に基づいたリハビリテーションのゴールを設定し，計画的なリハビリテーションを行わなければなりません．また，利用者の入所後には多職種協働でリハビリテーションを中心とした施設サービス計画書を作成しますが，この作成には理学療法士や作業療法士が積極的に関与することが求められます．

　介護老人保険施設の入所者の約半数以上が医療施設から転所してきます．そのため，在宅復帰後の居宅サービスの利用などについても本人や家族，介護支援専門員と話し合っていく

必要があります．例えば，在宅復帰後もリハビリテーションの継続が必要かどうかを評価し，継続が必要な場合は通所リハビリテーションや訪問リハビリテーションに繋げていく必要があります．また，身体機能やADLの評価から必要な生活支援や介護サービスを介護支援専門員に助言することも求められます．

　また退所後の居宅訪問では，身体機能やADLが低下していないかを確認し，低下がみられた場合には，通所リハビリテーションや訪問リハビリテーションの利用頻度の増加を提案し，重症化を予防する必要があります．このように，施設内だけでなく，施設外の多職種や事業所との連携における理学療法士・作業療法士が果たす役割は非常に大きいです．

2）通所リハビリテーション・訪問リハビリテーションで求められる役割

◆**通所リハビリテーション・訪問リハビリテーションの役割**
　生活行為の向上・自立を目標としたリハビリテーションの提供

◆**理学療法士・作業療法士の役割**
- ✓ 退院・退所後の早期介入
- ✓ 医療機関や介護老人保健施設との連携
- ✓ リハビリテーションの明確なゴール設定
- ✓ ADL，IADLの向上・自立と社会参加の促進
- ✓ 介護予防・日常生活支援総合事業への移行

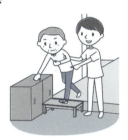

　医療機関からの早期在宅復帰により，これまで入院中に行われてきた基本的動作訓練（ADL）や応用的動作訓練（IADL）を退院後の通所リハビリテーションや訪問リハビリテーションで行う必要性が高まってきています．よって，退院・退所直後からの通所リハビリテーションや訪問リハビリテーションが介入することが推奨されており，医療機関や介護施設との連携が理学療法士・作業療法士にも求められています．

　また，医療保険で行っているリハビリテーションを介護保険サービスに移行することが推進されているため，通所リハビリテーションや訪問リハビリテーションに求められる役割も変わってきています．今までは身体機能やADLの維持を目標としてきましたが，近年はADL，IADL，社会参加などの生活行為の向上・自立が求められています．つまり，通所リハビリテーションや訪問リハビリテーションにおいても，明確な目標（ゴール）を設定し，S（Survey），P（Plan），D（Do），C（Check），A（Act）に基づくリハビリテーションのマネジメント能力が必要となっています．

　2018年の介護報酬改定では，要支援者に対する通所・訪問リハビリテーションの加算が多く新設されたことから，要支援者に対する生活行為の向上・自立や重症化の予防が理学療法士・作業療法士に期待されています．介護保険の通所・訪問リハビリテーションを無期限に提供するのではなく，リハビリテーションを継続すべきかどうかを定期的に判断し，介護予防・日常生活支援総合事業へ移行させていくことが理学療法士・作業療法士の役割となっています．

【参考文献】

1) 厚生労働省：平成29年度 病床機能報告 報告マニュアル①. 2017.（https://www.mhlw.go.jp/file/06-Seisakujouhou-10800000-Iseikyoku/0000176914.pdf）〔2019/03/01確認〕

2) 厚生労働省：中医協資料 入院医療(その6) ―療養病床, 有床診療所等―. 2017.（https://www.mhlw.go.jp/file/05-Shingikai-12404000-Hokenkyoku-Iryouka/0000187560.pdf）〔2019/03/01確認〕

3) 厚生労働省：平成30年度介護報酬改定における各サービス毎の改定事項について.（https://www.mhlw.go.jp/file/06-Seisakujouhou-12300000-Roukenkyoku/0000196994.pdf）〔2019/03/01確認〕

4) 厚生労働省：介護報酬 4. 介護報酬の算定構造.（https://www.mhlw.go.jp/file/06-Seisakujouhou-12300000-Roukenkyoku/ltcstructure.pdf）〔2019/03/01確認〕

5) 厚生労働省：第141回社保審―介護給付費分科会 参考資料4 通所リハビリテーション. 2018.（https://www.mhlw.go.jp/file/05-Shingikai-12601000-Seisakutoukatsukan-Sanjikanshitsu_Shakaihoshoutantou/0000168706.pdf）〔2019/03/01確認〕

6) 厚生労働省：第140回社保審―介護給付費分科会 参考資料1 訪問リハビリテーション. 2017.（https://www.mhlw.go.jp/file/05-Shingikai-12601000-Seisakutoukatsukan-Sanjikanshitsu_Shakaihoshoutantou/0000167233.pdf）〔2019/03/01確認〕

3 知っておきたい医療と介護のトピックス

A 医療に関するトピックス

i 後期高齢者医療制度[1,2]

1）後期高齢者医療制度誕生の背景

　日本の公的医療保険制度の下では拠出した保険料は将来に備えて貯めておく構造にはなっていません．よって，高齢者世代がこれまで通りに医療給付を受けるのであれば，現役世代と同等の保険料を毎年支払い続けなければなりません．しかし退職後は収入が減るため，個々の高齢者が支払う保険料は減っていきます．一方で医療費の4割を75歳以上高齢者が消費しています．

　以前の制度では現役世代と高齢者の保険料の負担割合が不明確であったため，高齢者の医療保険がどの程度の債務超過なのかわかりませんでした．少子高齢化が進み，年々増え続ける医療費（特に高齢者医療費）を誰が負担するのかという課題に対して，75歳以上高齢者の医療保険制度を独立させ債務超過分を明らかにするとともに，高齢者にも一定の保険料を負担してもらい，高齢者と現役世代が連帯して高齢者の医療費を支える新しい医療保険制度として，後期高齢者医療制度が2008年4月から開始されました．

2）後期高齢者医療制度の仕組み[2]

　後期高齢者医療制度とは，75歳以上の後期高齢者と65歳から74歳で一定の障害のある人が加入する公的医療保険制度です．

　各都道府県の後期高齢者医療広域連合と言われる組合によって運営管理がされています．後期高齢者医療にかかる費用は，患者負担を除き，75歳以上の後期高齢者の保険料（1割），現役世代（国民健康保険・被用者保険）からの後期高齢者支援金（約4割）および公費（約5割）でまかなわれています（図1-17）．

> **コラム** 「後期高齢者医療制度」が始まる以前の「老人保健制度」とは[2]
>
> 　後期高齢者医療制度が始まる以前の75歳以上の人は，「国民健康保険〔または被用者保険（被扶養者含む）等〕＋老人保健制度」で医療を受けていました．つまり，国民健康保険（または被用者保険）の保険者に保険料を支払い，市町村が運営する老人保健制度から給付を受けていたのです．しかし，75歳以上の高齢者は給与所得者の扶養家族扱い等になっていることが多く，75歳以上の高齢者が個人で保険料を負担することが少なく，また高齢者と現役世代の区別なく保険料を徴収していたため，高齢者と現役世代の費用負担が不明確でした．

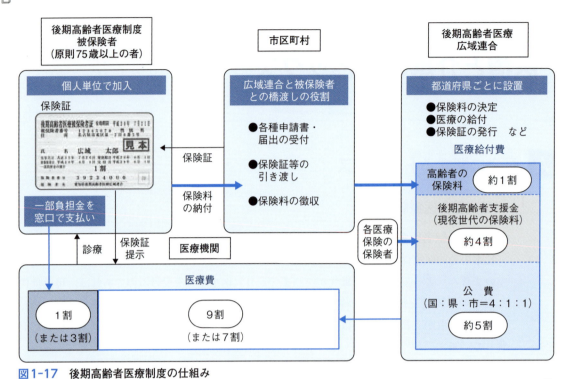

図1-17　後期高齢者医療制度の仕組み

〔名古屋市[3]〕

◆被保険者

後期高齢者医療制度の被保険者は，「75歳以上の後期高齢者（75歳の誕生日当日から）」と「65歳以上74歳以下で一定の障害があると後期高齢者医療広域連合が認定した人」です．

後期高齢者医療制度は，74歳まで加入していた公的医療保険（国民健康保険や健康保険組合など）から脱退して，新たに後期高齢者医療制度に加入する必要があります．しかし，基本的には後期高齢者医療制度への移行は自動的に更新されるので，個人での手続き等は必要ありません．

◆保険料

後期高齢者医療の保険料は，家族単位ではなく，すべての後期高齢者の一人ひとりが納めます．原則として公的年金から天引きされます．

保険料は「所得割額」「均等割額」の合計で1年間の保険料が決定されます．均等割額は，被保険者全員で均等に負担する保険料です．ただし，所得が低い人は7割，5割，2割と段階的な軽減がされます．所得割額は，被保険者の所得に応じて負担する保険料です．

◆窓口での自己負担

被保険者が医療機関を受診した際には費用の1割を負担します．ただし，現役並みの所得[※]がある場合には3割負担になります．

また，1か月に負担する医療費が高額になった場合には，高額療養費制度が適応され，所定の自己負担限度額を超えた部分が支給されます．

[※]収入基準：単独世帯の場合は年収383万円，夫婦2人世帯の場合は年収520万円

コラム 高額介護合算療養費制度

　医療保険と介護保険の両方を利用する世帯において，1年間の医療保険と介護保険の自己負担の合算額が高額な場合に，自己負担を軽減する制度です．自己負担限度額を超えた額が支給されます．

- ◆支給要件：医療保険上の世帯単位で，医療保険と介護保険の自己負担合算額が，各所得区分に設定された限度額を超えた場合に，当該合算額から限度額を超えた額が支給される．
- ◆限度額：被保険者の所得・年齢に応じて設定（図1-18）
- ◆費用負担：医療保険者・介護保険者双方が，自己負担額の比率に応じて按分して負担

区分		高額介護合算療養費の自己負担限度額（年額）	
		70歳以上	70歳未満
年収1,160万円 標準報酬月額83万円以上 （70歳以上：現役並み所得者Ⅲ）		212万円	212万円
年収770万～1,160万円 標準報酬月額53～79万円 （70歳以上：現役並み所得者Ⅱ）		141万円	141万円
年収370万～770万円 標準報酬月額28～50万円 （70歳以上：現役並み所得者Ⅰ）		67万円	67万円
年収156万～370万円 標準報酬月額26万円以下 （70歳以上：一般）		56万円	60万円
市区町村民税 非課税	低所得者Ⅱ	31万円	34万円
	低所得者Ⅰ	19万円	

図1-18　高額介護合算療養費の自己負担限度額（年額）

〔厚生労働省保険局[4]〕

ii 終末期医療

1）終末期の定義[5]

「終末期」とは，以下の3つの条件を満たす場合とされています．
①複数の医師が客観的な情報に基づいて，治療により病気の回復が期待できないと判断すること，
②患者が意識や判断力を失った場合を除き，患者・家族・医師・看護師等の関係者が納得すること，
③患者・家族・医師・看護師等の関係者が死を予測し対応を考えること

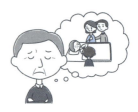

2）終末期医療と緩和ケアの違い[6,7]

終末期医療とは，回復の見込みがなく死が避けられない患者に対して，延命には重点を置かず身体的苦痛や精神的苦痛を軽減することにより，できるだけ生活の質（QOL＝クオリティ・オブ・ライフ）を保つことを目的とした医療やケアを行うことです．身体の痛みなどを取り除く「身体的ケア」，患者の不安や恐怖を緩和する「精神的ケア」，費用などの負担を取り除く「社会的ケア」の3つに分けられます．最期まで人間としての尊厳を維持し，苦痛がなく自然な死を迎えられるようにする医療です．

一方，緩和ケア※は，病気の早期における疼痛管理や身体的・精神的・社会的ケアによるQOLの維持・改善も含んでおり，病気の進行度に関係なく提供されます．

3）延命治療[6]

延命治療とは，生命維持処置を施すことによって，それをしない場合には短期間で死亡することが必至の状態を防ぎ，生命の延長を図る処置・治療のことです．

延命治療には，心肺停止時の心肺蘇生，人工呼吸器，経管栄養，輸液，疾患特異的な治療（がんに対する化学療法など）が含まれます．

4）アドバンス・ディレクティブ（事前指示）[8]

アドバンス・ディレクティブ（事前指示）とは，一定の判断能力のある患者や健常人が意思決定能力を失った場合に自分に行われる医療行為に対する意向を事前に表示しておくことです．

アドバンス・ディレクティブには，「医療行為に関する医療従事者への指示（書面で示したものはリビング・ウィル）」と「代理意思決定者の表明」が含まれます．「代理意思決定者の表明」とは，事前指示を行う者が意思を表示できなくなった場合に，決定を行う代理人を指名しておく事前指示です．

※緩和ケアとは，生命を脅かす疾患による問題に直面している患者とその家族に対して，痛みやその他の身体的問題，心理社会的問題，スピリチュアルな問題を早期に発見し，適切な評価と対処（治療・処置・ケア）を行うことによって，苦しみを予防し，和らげることで，クオリティ・オブ・ライフ（QOL：生活の質）を改善するアプローチをさします（WHO 2002）．

5) リビング・ウィル[8,9]

　リビング・ウィルとは，人生の最終段階において受ける医療について，書面で残された指示のことです．例えば，心肺蘇生を希望するか拒否するか，人工呼吸器の装着を希望するか拒否するか，輸血や輸液などの治療を希望するか拒否するかなど，具体的な医療行為について希望するかどうかを書面に記載します．

　また，終末期の患者が心肺停止に陥ったときに，患者の事前の意思に基づき心肺蘇生（CPR）を行わないことをDNAR（Do not attempt resuscitation）といいます．以前は患者や家族の意思を確認せずに，主治医が他の医療者に対して，適応がないので心肺蘇生を行わないように伝える（Do not resuscitate；DNR）こともありましたが，最近では患者や家族の希望を充分に取り入れるようになっています．最近では「AHA Guidelines2000」などの国際的ガイドラインに沿って，DNRに代わってDNARという用語が用いられるようになりました．しかし，カルテにDNRやDNARと記載されている患者に対して，回復可能と考えられる誤嚥性肺炎の治療なども差し控えているのではないかということが問題視されています[4]．DNARはCPRを行わないという意味で，治療を拒否しているわけではありません．よって，CPR以外の延命治療（抗菌薬の投与，輸血，透析，人工呼吸器の使用など）や痛みや不快感を和らげる緩和ケアは行われます．

6) アドバンス・ケア・プランニング[10]

　アドバンス・ケア・プランニング（ACP）とは，「将来の自己決定能力の低下に備えて，将来の医療及びケアについて，本人を主体として，そのご家族や医療・ケアチームが繰り返し話し合いを行い，本人の意思決定を支援するプロセス」のことです．

　ACPにおいて話し合われる内容は，代理意思決定者の指名，将来受けたい医療やケア，将来受けたくない医療やケア，療養したい場所，希望する看取りの場所，患者本人の価値観などが含まれます．ACPは一度話し合って終わりではなく，状態が変化した場合や重要な決定が必要となるたびに話し合いを行います．

　ACPと事前指示書が異なる点は，事前指示書は「本人が書面を作って終わり」なのに対して，ACPでは「本人だけでなく家族や医療者も一緒に考え繰り返し話し合うこと」を重視している点です．

　現在は，在宅医療や介護を地域で支えるという視点から，かかりつけ医を中心として，看護師，ケアマネジャー，ソーシャルワーカー等の多職種で，本人や家族の意思に寄り添って話し合うことが理想とされています．

B 介護に関するトピックス

i 介護医療院[11]

療養病床には,「医療療養病床」と「介護療養病床」の2つがあります.しかし実態調査の結果,医療療養病床と介護療養病床では入院している患者の医療必要度に違いがみられませんでした.よって厚生労働省は,現在介護療養病床に入院している患者のうち医療措置の必要性の低い患者を介護保険施設へ,医療措置の必要性の高い患者を医療療養病床に移行させ,介護療養病床を2017年度末に廃止することを決定しました.しかし,移行は進まず,廃止の経過措置期間がさらに6年間延長されました(2023年度末).その一方で,介護療養病床廃止後の受け皿として,新たな介護保険施設である「介護医療院」が2018年4月に創設されました.

1) 介護医療院とは

介護医療院とは,要介護者であって,主として長期にわたり療養が必要である者に対し,施設サービス計画に基づいて,療養上の管理,看護,医学的管理の下における介護及び機能訓練その他必要な医療並びに日常生活上の世話を行うことを目的とする施設です(介護保険法).

介護医療院は,「日常的な医学管理」や「看取り・ターミナル」等の医療機能と「生活の場」としての機能を兼ね備えた介護保険施設です.

2) 介護医療院の類型

また,介護医療院はⅠ型とⅡ型に区分されます.「Ⅰ型」の施設基準は介護療養病床の基準と同等で,容体急変リスクのある医療必要度の高い要介護高齢者を受け入れます.一方,「Ⅱ型」は介護老人保健施設の施設基準に相当し,「Ⅰ型」に比べて容体が比較的安定した要介護高齢者を受け入れます(図1-19).

	医療療養病床 療養1・2 (20対1)	医療療養病床 経過措置 (25対1)	介護療養病床	介護医療院 Ⅰ型	介護医療院 Ⅱ型	介護老人保健施設	特別養護老人ホーム
概要	病院・診療所の病床のうち，主として長期療養を必要とする患者を入院させるもの ※療養1・2は医療区分2・3の患者がそれぞれ8割・5割以上		病院・診療所の病床のうち，長期療養を必要とする要介護者に対し，医学的管理の下における介護，必要な医療等を提供するもの	要介護者の長期療養・生活施設		要介護者にリハビリ等を提供し，在宅復帰を目指す施設	要介護者のための生活施設
病床数	約15.1万床※1	約6.6万床※1	約5.5万床※2	—	—	約36.8万床※3（うち介護療養型：約0.9万床）	約56.7万床※3
設置根拠	医療法（病院・診療所）		医療法（病院・診療所）介護保険法（介護療養型医療施設）	医療法（医療提供施設）介護保険法（介護医療院）		介護保険法（介護老人保健施設）	老人福祉法（老人福祉施設）
施設基準 医師	48対1（3名以上）		48対1（3名以上）	48対1（3名以上，宿直を行う医師を置かない場合は1名以上）	100対1	100対1（1名以上）	健康管理及び療養上の指導のための必要な数
施設基準 看護職員	4対1（35年度末まで，6対1で可）（予定）	2対1（3対1）	6対1	6対1	6対1	3対1（うち看護職員を2/7程度を標準）	3対1
施設基準 介護職員※4	4対1（35年度末まで，6対1で可）（予定）		6対1〜4対1 療養機能強化型は5対1〜4対1	5対1〜4対1	6対1〜4対1		
面積	6.4m²		6.4m²	8.0m²以上※5		8.0m²※6	10.65m²（原則個室）
設置期限	—		平成35年度末	（平成30年4月施行）		—	—

※1：施設基準届出（平成28年7月1日），※2：病院報告（平成29年3月分概数），※3：介護サービス施設・事業所調査（平成27年10月1日），※4：医療療養病床にあっては看護補助者，※5：大規模改修まで6.4m²以上で可，※6：介護療養型は大規模改修まで6.4m²以上で可

図1-19　療養病床・介護医療院・介護老人保健施設・特別養護老人ホームの概要と比較　〔厚生労働省[11]〕

ⅱ 介護と仕事の両立支援[12]

高齢化が進み，共働き世帯や未婚率が増加している現在，家族の介護負担が大きな社会問題となっています．総務省の調査によると，2017年に介護や看護を理由に離職した人は約10万人です．医療や介護の臨床現場で働く理学療法士や作業療法士は，介護する家族をサポートする制度についても知っておく必要があります．

1）仕事と介護の両立支援制度

介護は子育てと違い，いつまで続くのかわからない場合が多いのが実情です．仕事と介護を両立させるには，職場の「両立支援制度」と「介護保険制度による支援やサービス」を上手く組み合わせて，介護をしながら働くための環境を作っていくことが重要です．

職場の両立支援に関する制度については，育児・介護休業法で定められている介護休業制度や介護休暇制度のほかに，会社独自で支援制度を設けている場合があります（**表1-8**）．

2）レスパイトとは

レスパイトとは，休憩・息抜き・小休止という意味です．在宅での介護やケアを担っている家族が一時的に介護から解放され，休息をとれるようにする介護をする家族のための支援です．具体的には，介護保険の通所系のサービスや短期入所サービス（ショートステイ）などがあります．介護者がリフレッシュを図ることで，介護疲れや共倒れ，虐待を防ぐことができます．

第1章　マネジメント力をアップさせるための基礎知識

表1-8　介護を行う労働者が利用できる制度・公的給付（育児・介護休業法）

制度	概要
介護休業	申し出ることにより，要介護状態にある対象家族1人につき通算93日まで，3回を上限として，介護休業を取得することができます．
介護休暇	要介護状態にある対象家族が1人であれば年に5日まで，2人以上であれば年に10日まで，1日単位または半日単位で取得できます．
所定労働時間の短縮等の措置	事業主は，①短時間勤務制度（短日勤務，隔日勤務なども含む），②フレックスタイム制度，③時差出勤制度，④介護サービスの費用助成のいずれかの措置について，介護休業とは別に，要介護状態にある対象家族1人につき利用開始から3年間で2回以上の利用が可能な措置を講じなければなりません．
所定外労働の制限	1回の請求につき1月以上1年以内の期間で，所定外労働の制限を請求することができます．請求できる回数に制限はなく，介護終了までの必要なときに利用することが可能です．
時間外労働の制限	1回の請求につき1月以上1年以内の期間で，1か月に24時間，1年に150時間を超える時間外労働の制限を請求することができます．請求できる回数に制限はなく，介護終了までの必要なときに利用することが可能です．
深夜業の制限	1回の請求につき1月以上6月以内の期間で，深夜業（午後10時から午前5時までの労働）の制限を請求することができます．請求できる回数に制限はなく，介護終了までの必要なときに利用することが可能です．
転勤に対する配慮	事業主は，就業場所の変更を伴う配置の変更を行おうとする場合，その就業場所の変更によって介護が困難になる労働者がいるときは，その労働者の介護の状況に配慮しなければなりません．
不利益取扱いの禁止	事業主は，介護休業などの制度の申出や取得を理由として解雇などの不利益取扱いをしてはなりません．
介護休業等に関するハラスメント防止措置	事業主は，介護休業などの制度の申出や利用に関する言動により，労働者の就業環境が害されることがないよう，労働者からの相談に応じ，適切に対応するために必要な体制の整備その他の雇用管理上必要な措置を講じなければなりません．
介護休業給付金	雇用保険の被保険者が要介護状態にある家族を介護するために介護休業を取得した場合，一定の要件を満たせば，原則として介護休業開始前賃金の67%が支給されます．

※制度を利用できる労働者：勤務先の業種や規模にかかわらず，原則として要介護状態の「対象家族」を介護する労働者が対象となります．また，就業規則に制度がなくても，介護休業，介護休暇，所定外労働・時間外労働・深夜業の制限は，申出により利用することができます（ただし，勤務先の労使協定の定めによっては，勤続年数が1年未満の方など，取得できない場合があります）．
※要介護状態：負傷，疾病または身体上若しくは精神上の障害により，2週間以上の期間にわたり常時介護を必要とする状態といいます．介護保険制度の要介護・要支援認定を受けていない場合でも取得できます．
※対象家族：配偶者，父母及び子，配偶者の父母，祖父母，兄弟姉妹及び孫．

〔厚生労働省[12]〕

コラム　もし，虐待を発見したら……

虐待の発見者には通報義務があります．虐待を受けた人，虐待をしている人で通報先が異なります．

✓ 児童虐待を受けたと思われる児童を発見した者は，速やかに市町村，福祉事務所，または児童相談所に通告しなければなりません（児童虐待防止法）．

✓ 高齢者虐待を受けたと思われる高齢者を発見した者は，市町村，または地域包括支援センターに通報する義務があります（高齢者虐待防止法）．

✓ 養護者や障害者福祉施設従事者等による虐待を受けたと思われる障害者を発見した者は，市町村障害者虐待防止センターに通報する義務があります．また使用者による虐待を受けたと思われる障害者を発見した者は，都道府県障害者権利擁護センターに通報する義務があります（障害者虐待防止法）．

3―知っておきたい医療と介護のトピックス

C 医療・介護制度改革に関するトピックス

i 地域包括ケアシステム

　2005年の介護保険法改正において「地域包括ケアシステム」という用語がはじめて使われ，2011年の介護保険法改正では「自治体が地域包括ケアシステム推進の義務を担う」と明記されました．2025年には，800万人を超える団塊の世代が75歳以上の後期高齢者になるため，医療や介護の需要が急増することが予想されます．そこで，国が2025年に向けて進めているのが地域包括ケアシステムの構築です．医療や介護分野で働く理学療法士や作業療法士が理解しておくべき重要なキーワードのひとつです．

1）地域包括ケアシステムとは[13]

　地域包括ケアシステムとは，高齢者が可能な限り，住み慣れた地域でその有する能力に応じて自立した日常生活を営むことができるように，「住まい」「医療」「介護」「予防」「生活支援」の5つのサービスが日常生活の場（日常生活圏域）で切れ目なく一体的に提供される体制のことです．

　日常生活圏域とは，概ね30分以内で駆けつけられる圏域で，具体的には中学校区を基本としています．地域包括ケアシステムは，全国一律の画一的なシステムではなく，市町村（都道府県）と地域が主体となって，地域の実情や特性に合わせて作り上げていくものです．

2）地域包括ケアシステムの5つの構成要素[14]

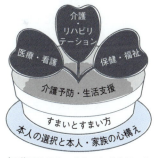

〔三菱UFJリサーチ＆コンサルティング，2017[13]〕

　右の植木鉢の図は，地域包括ケアシステムの5つの構成要素（住まい，医療，介護，予防，生活支援）が相互に関係しながら，一体的に提供される姿を図示したものです．「本人の選択」と「本人・家族の心構え」を皿と捉え，生活の基盤となる「住まい」を植木鉢，その中に満たされた土を「介護予防・生活支援」，専門的なサービスである「医療・看護」「介護・リハビリテーション」「保健・福祉」を葉として描いています．

　植木鉢や土のないところで植物は育ちません．地域包括ケアシステムの構築においても，まずは生活の基盤となる「住まい」が提供され，その住まいにおいて健康で自立した日常生活を送るための「介護予防」や「生活支援」があることが基本的な要素となっています．このような土台があるからこそ，専門職による「医療・看護」「介護・リハビリテーション」「保健・福祉」が効果的な役割を果たすことができます．そして，自分らしい暮らしを実現するには本人の選択が最も重視されるべきであり，本人や家族が地域での生活を継続したいという決意を持っていることが大前提となります．

3）地域包括ケアシステムにおける「自助」・「互助」・「共助」・「公助」の役割[14]

　地域包括ケアシステムをうまく機能させるためには，地域で「自助」，「互助」，「共助」，「公助」の役割を分担することが重要です．自分自身や家族で解決できる課題まで行政に対応を求めても，行政が提供できるサービスには限界があります．また，あらゆる支援を共助・公助で賄うには莫大なお金が必要となります．地域包括ケアシステムでは，まずは自らの生活や健康を維持する「自助」，個人では解決できない生活課題に対しては家族や友人，地域の住民同士が助け合って解決する「互助」の2つが基本となります．

　　自助：自分で自らの生活を支え，健康を維持すること
　　互助：家族や友人，地域の住民同士などで支えあうこと
　　共助：社会保険制度（医療・介護など）を通じて支えあうこと
　　公助：自助・互助・共助では対応できないことに対して行政や公的機関が支援を行うこと

ⅱ 地域医療構想[15, 16]

1）地域医療構想とは

　地域医療構想とは，団塊の世代が75歳以上になる2025年に向けて，地域の医療提供体制を構築することです．都道府県は，医療計画の一部として策定します．

　地域医療構想の主な内容は2つです．1つ目は，2025年の医療需要と病床の必要量を推計することです．具体的には，二次医療圏を基本とした「構想区域」ごとに，病床の機能を「高度急性期，急性期，回復期，慢性期」の4つに分け，2025年の医療需要（患者数）から必要な病床数を推計します．これにより，地域ごとの病床機能の過不足を明らかにし，医療供給体制の最適化を図ります．2つ目は，目指すべき医療提供体制を実現するための施策を実施することです．例えば，医療機能の分化・連携を進めるための病床などの施設設備，在宅医療等の充実，医療従事者の確保・養成などです．

　地域医療構想策定の目的は，各地域の医療機関が提供する医療機能を明確にして地域内のスムーズな連携を推進することと，2025年の医療需要と必要病床数に基づく病床削減による医療費適正化です．

2）病床機能報告制度とは

　医療法では，一般病床，療養病床，精神病床，感染症病床，結核病床の種別で届出が行われています．よって，診療報酬の区分による特定機能病院やICU，SCU，救命救急などの高度急性期を担う病床，回復期リハビリテーション病棟，地域包括ケア病棟，障害者病棟などはすべて一般病床として届け出ています．そこで，2016年から一般病床と療養病床として届け出をしている病院や診療所に対して，自院の病床の機能が高度急性期，急性期，回復期，慢性期のどれに該当するかを病棟ごとに届け出るように義務付けられました．これが「病床機能報告制度」です．

3）2025年の病床機能別の必要病床数の推計[17]

　2025年の医療機能別の病床の必要量の推計結果によると，2013年時点で病床機能報告制

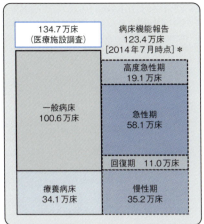
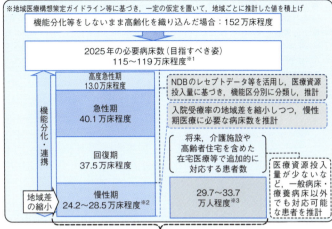

図1-20 2025年の医療機能別の必要病床数の推計結果（全国ベースの積上げ）

〔社会保障制度改革推進本部[17]〕

　度の対象となった病床は約135万床，2025年の必要病床数は約115〜119万床でした．最小値の115万床と比較しても，2025年には全国で約20万床が余ることになります．

　病床機能別では，高度急性期と急性期は2014年7月時点では約80万床ありますが，2025年の必要病床数は53万床で，高度急性期と急性期を合わせて約30万床程度が余ることになります．また，慢性期に関しても，2025年には約10万床程度が余ることになります．一方で回復期は大きく不足しており，2025年では約20万床が足りないと推計されています（図1-20）．

【参考文献】

1) 大和総研グループ　斎藤哲史：レポート・コラム　後期高齢者医療制度は"破綻救済"が目的！．2008．(https://www.dir.co.jp/report/column/080529.html)〔2019/03/01確認〕
2) 厚生労働省：後期高齢者医療制度について．(https://www.mhlw.go.jp/bunya/shakaihosho/iryouseido01/info02d-35.html)〔2019/03/01確認〕
3) 名古屋市：平成30年度後期高齢者医療制度のご案内．(http://www.city.nagoya.jp/kenkofukushi/cmsfiles/contents/0000019/19177/30panfu.pdf)〔2019/03/01確認〕
4) 厚生労働省保険局：高額療養費制度の見直しについて（概要）高額介護合算療養費制度の見直しについて．(https://www.mhlw.go.jp/file/06-Seisakujouhou-12400000-Hokenkyoku/0000158082.pdf)〔2019/03/01確認〕
5) 全日本病院協会：終末期医療に関するガイドライン〜よりよい終末期を迎えるために〜．2016．(https://www.ajha.or.jp/voice/pdf/161122_1.pdf)〔2019/03/01確認〕
6) 日本学術会議臨床医学委員会終末期医療分科会：対外報告　終末期医療のあり方について―亜急性型の終末期について―．2008．(http://www.scj.go.jp/ja/info/kohyo/pdf/kohyo-20-t51-2.pdf)〔2019/03/01確認〕
7) がん情報みやぎ（東北大学病院がんセンター）：緩和ケアについて知ろう．(http://cancer-miyagi.jp/kanwa_sp/)〔2019/03/01確認〕
8) 植村和正：アドバンス・ディレクティブとリビング・ウィル（総論）．日老医誌，52（3）：207-210，2015．
9) MediGate：Doctor's Opinion（安倍弘彦）DNR & DNAR．(http://www.medi-gate.jp/selection/opinion201403/)〔2019/03/01確認〕
10) 日本医師会：終末期医療　アドバンス・ケア・プランニング（ACP）から考える．(http://dl.med.or.jp/dl-med/teireikaiken/20180307_31.pdf)〔2019/03/01確認〕
11) 厚生労働省：介護医療院について　介護医療院の概要　介護療養病床・介護医療院のこれまでの経緯．(https://www.mhlw.go.jp/content/12300000/000337651.pdf)〔2019/03/01確認〕
12) 厚生労働省：仕事と介護　両立のポイント　あなたが介護離職しないために　概要版．2017．(https://www.mhlw.go.jp/file/06-Seisakujouhou-11900000-Koyoukintoujidoukateikyoku/29_gaiyoban_all.pdf)〔2019/03/01確認〕
13) 厚生労働省：地域包括ケアシステム．(https://www.mhlw.go.jp/stf/seisakunitsuite/bunya/hukushi_kaigo/kaigo_koureisha/chiiki-houkatsu/)〔2019/03/01確認〕

14) 三菱UFJ リサーチ&コンサルティング：地域包括ケア研究会報告書―2040年に向けた挑戦―. 2017. (https://www.murc.jp/sp/1509/houkatsu/houkatsu_01/h28_01.pdf)〔2019/03/01 確認〕
15) 厚生労働省：地域医療構想. (https://www.mhlw.go.jp/stf/seisakunitsuite/bunya/0000080850.html)〔2019/03/01 確認〕
16) 全日本病院協会：みんなの医療ガイド　地域医療構想. (https://www.ajha.or.jp/guide/28.html)〔2019/03/01 確認〕
17) 社会保障制度改革推進本部：資料1　医療・介護情報の分析・検討ワーキンググループにおける検討内容について～2025年の医療機能別必要病床数の推計結果について～. (https://www.kantei.go.jp/jp/singi/shakaihoshoukaikaku/chousakai_dai5/siryou1.pdf)〔2019/03/01 確認〕

第2章

自分をマネジメントする

理学療法士・作業療法士になって3年ほど経過すると，その先の自分のキャリアについて悩み始めます．自分のキャリアをマネジメントするためには，医療や介護領域の現状を把握し，将来を予測する必要があります．現在，国や公共地方団体，様々な研究機関や団体が実施している各種統計調査などの結果は簡単に入手することができます．本章の前半では，それらの統計データを利用して医療や介護の現状と課題を解説し，理学療法士・作業療法士の将来について考えてみたいと思います．

また，医療や福祉の現場で理学療法士・作業療法士を名乗って，理学療法や作業療法を行う場合や研究を実施する場合，あるいは起業する場合，高い倫理観とそれに基づく行動が求められます．本章の後半では，医療倫理・研究倫理，職業倫理について解説します．

統計データから医療・介護分野の将来を考える

A 人口構造の変化やその影響から理学療法士・作業療法士の将来の仕事量や仕事内容を予測してみよう！

1）人口減少・少子高齢化の進展[1,2]

2018年の日本の総人口は，1億2,641万7千人です．2010年以降日本の総人口は長期にわたって減少し，2053年には1億人を下回り，2065年には8,808万人になると推計されています．総人口に占める65歳以上の人口割合は，2018年の28.1％（3.6人に1人）から2036年に33.3％（3人に1人）となり，2065年には38.4％（2.6人に1人）へと増加します．また75歳以上の人口割合は，2018年の14.2％（7.0人に1人）から2065年には25.5％（4人に1人）に激増します．一方で，生産年齢（労働）人口といわれている15～64歳は，2018年の59.7％から減少を続け，2065年には51.4％となります（図2-1）．

人口構造の変化をみるとき，高齢者人口の増加にばかり注目しがちですが，高齢者の数が急激に増えているのではなく，若者が減ることによって高齢者の比率が増えているのです．よって，「働き手」とされる現役世代の人口減少にも注目しなければなりません．

2）少子高齢化の社会保障制度への影響

高齢者の増加と現役世代の減少は，保険料と税収入を支払いに充てる賦課方式を基盤とする日本の社会保障制度において，「支えられ世代」の増加と「支える世代」の減少を意味しています．1965年には1人の高齢者を現役世代約9.1人で支えていたのが，2050年には1人の高齢者を現役世代1.2人で支えることとなり，現役世代1人当たりの負担が大きくなります[3]（図2-2）．

現役世代は後期高齢者医療制度や介護保険の財源も支えています．当然のことながら，現役世代の人口が減少すれば徴収される保険料も減少します．給付基準や自己負担額が現状のままで，高齢者が増加し給付費の総額が増えれば，制度を維持するために現役世代1人当たりの保険料の負担額を増やさざるを得ません．

一方で，現在の現役世代の雇用環境は良いとは言えず，40歳代以下の世帯では，世帯総所得300万円未満の低所得世帯の割合が増加し，所得分布が全体的に低い方へシフトしています[4]．また，パート，アルバイト，派遣労働者などの非正規雇用労働者数は増加傾向にあり，現在は雇用者全体の37.3％を占めています[5]．非正規雇用労働者は被用者保険の適用外となることが多く，国民健康保険に加入しなければなりません．国民健康保険には事業主負担がないため，個人の負担が大きくなります．今後，現役世代の収入は増えず，保険料や税金の負担が大きくなれば，保険料が支払えない保険者が増加すると予想されます．

1―統計データから医療・介護分野の将来を考える

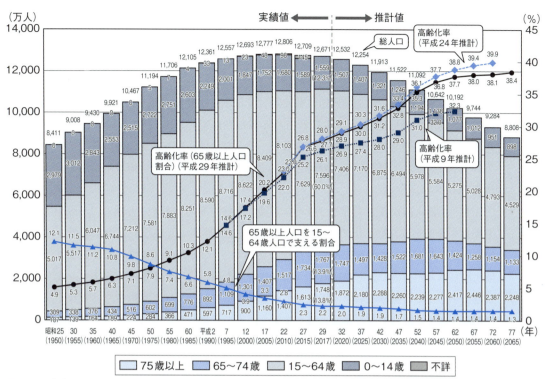

図2-1 年齢区分別将来人口推計

〔高齢社会白書，2018[2]〕

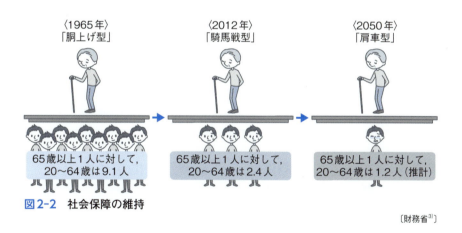

図2-2 社会保障の維持

〔財務省[3]〕

コラム―賦課方式とは？

支払いに必要な財源を，その時の現役世代の保険料で賄う財政方式です．

賦課方式の場合，保険料は受給者と現役の比率で決まるため，高齢化が進むと保険料は影響を受けます[6]．

55

第2章　自分をマネジメントする

3）人口減少・少子高齢化と理学療法士・作業療法士の将来

高齢者の増加と現役世代の減少により社会保障の財政が悪化すると，医療機関や介護事業所に勤務する理学療法士や作業療法士の雇用や報酬にも影響が及んでくることが予想されます．

また，高齢者人口の増加は永遠に続くわけではありません．65～74歳人口は2042年から，75歳以上人口は2056年から減少に転じると推計されています[2]．さらに，総人口の減少と共に医療や介護の需要も減少していきます．そうなれば，年々増加している理学療法士や作業療法士はいずれ過剰となり，資格を持っていても仕事に就けない療法士が出てくるかもしれません．

一方，労働人口が減少すると，様々な業種で人材が不足します．労働人口が減少する中で労働力を確保する方策として，「高年齢労働者を活用する」，「現役世代の未就労者の労働参加を促進する」，「女性の雇用や職場復帰を促進する」などがあります．その実現には，現役世代や高齢者が健康で長く働けるように疾病予防や健康管理が重要となります．また，病気や障害があっても働ける職場の環境づくりも重要です．今後は，高齢者だけでなく，現役世代が働きながら継続できる運動指導や疾病や障害を考慮した職場の環境づくりなど，理学療法士・作業療法士の産業衛生分野への職域の拡大が期待できます．

コラム　非正規雇用労働者への社会保険の適用拡大

これまでは，週30時間以上働く人が厚生年金保険・健康保険（社会保険）の加入の対象でしたが，平成28年10月から，従業員が501人以上の会社について，週20時間以上働く人などにも対象が広がりました．さらに，平成29年4月からは，従業員が500人以下の会社で働く人も，労使で合意すれば，会社単位で社会保険に加入できるようになりました．これにより，パートやアルバイトなど短時間で働く人への社会保険の適用範囲が広がり，社会保険のメリットを受けられるようになりました．

〔政府広告オンライン　暮らしに役立つ情報　「社会保険の適用拡大」より引用〕

B　高齢化の将来像を踏まえて理学療法士・作業療法士に求められる知識や役割について考えてみよう！

1）将来像1：都市部の高齢者が増加[7]

2017年の高齢化率は，最も高い秋田県で35.6％，最も低い沖縄県で21.0％です．今後，高齢化率は，すべての都道府県で上昇していきます．また，2045年には，最も高い秋田県で50.1％となり，最も低い東京都でも30.7％に達すると予測されています．首都圏で最も高齢化率の伸びが大きい神奈川県は，2017年の24.8％から2045年には35.2％になると予想されています．

さらに，都市の規模別に65歳以上人口の推移をみると，規模が大きいほど65歳以上人口の伸びが大きいのに対して，「人口5万人未満の都市」では2020年をピークに65歳以上人口は減少し，2035年には2015年時点よりも65歳以上人口が減少する見込みです（**図2-3**）．

2）将来像2：認知症高齢者の増加[8]

　高齢者人口の増加により，認知症の高齢者も増加します．「日常生活自立度」Ⅱ以上の認知症の高齢者は2010年には280万人（高齢者の9.5％）でしたが，2025年には470万人（12.8％）を超えると予想されています．

3）将来像3：死亡数増加・死亡場所は医療機関から自宅へ

　高齢者人口の増加にともない，死亡数も増加します．2018年の死亡数は134万人（死亡率10.8（人口千対））ですが，2040年には168万人（死亡率15.1），2065年には156万人（死亡率17.7）になると推計されています[2]．また，1981年以降，死因として最も多いのは悪性新生物で，現在は全体の約3割を占めています[9]．

　死亡の場所は1951年には約80％が自宅で，約10％が医療機関等でした．しかし2016年には約76％が医療機関で，約13％が自宅です[10]．一方，「介護を受けたい場所」は，「自宅」が35.6％で最も多く，また「最期を迎えたい場所」も「自宅」が54.6％で最も多くなっています[11]．つまり，多くの人が自宅で療養し最期を迎えたいと希望していますが，実際にはほとんどの人が医療機関で亡くなっています．

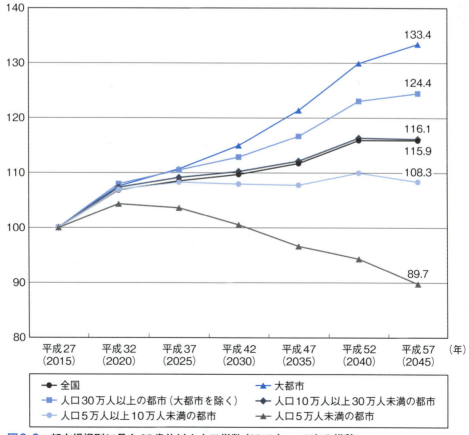

図2-3　都市規模別に見た65歳位以上人口指数（2015年＝100）の推移

〔高齢社会白書，2018[7]〕

第2章　自分をマネジメントする

4）高齢社会における理学療法士・作業療法士の役割

　今後しばらくの間，すべての都道府県で高齢化率が上昇し，死亡者数も増加します．高齢化率や病床数は地域により多少差がありますが，今後の人口減少を考えると現在より医療機関の病床数が増えることはありません．よって，「死を迎える場所」としての病床は不足し，看取りの場所は病院から自宅へシフトします．

　今後の在宅医療や在宅療養では，がんや終末期の患者，認知症を持つ高齢者などが増えてくることが予想されます．そうなると，これまで理学療法士や作業療法士が提供してきた身体機能の回復に注目したリハビリテーションの技術や知識だけでは対応できません．今後，訪問リハビリテーションなどに従事する理学療法士や作業療法士は，がん診療の基礎知識，がんリハビリテーション，終末期医療や看取り，認知症高齢者への対応について深く学ぶ必要があります．

　また，医療機関では多職種チームによるがんのケアや栄養管理などが推進されており，理学療法士や作業療法士もそのメンバーに含まれています．今後は，在宅医療や在宅療養においても多職種がチームとなって，疾病の発症から終末期までの治療や療養生活をマネジメントすることが求められます．理学療法士や作業療法士が在宅医療においてリーダーシップを発揮するチャンスが生まれます．

Ｃ　世帯構造に変化が生じておこる問題と対策について考えてみよう！

1）高齢者の単身世帯の増加による介護需要の増加

　65歳以上の高齢者の子どもとの同居率は1980年の69.0％から2015年の39.0％まで，大幅に減少しています．一方，65歳以上の高齢者の単身世帯または夫婦のみの世帯は1980年の28.1％から2015年の56.9％まで増加しています[12]．

　今後も少子化や核家族化，高齢化により，65歳以上の単身世帯の割合は，2015年の32.6％から2040年の40.0％，75歳以上の単身世帯は2015年の37.9％から2040年の42.1％に増加します[13]．高齢者の単身世帯の増加は，高齢者の社会的孤立や貧困のリスクを高めます．特に同居家族がいない独居高齢者が要介護状態になった場合は，介護サービスを利用せざるを得ません．その結果，ますます介護サービスの需要が増えます．その一方で，介護や福祉の人手不足は，労働人口の減少もあり，さらに深刻化すると思われます．

2）介護・福祉の人手不足への対策

　厚生労働省は，医療・介護・福祉の人手不足を解消するために，各資格に共通の基礎課程（共通科目）を設け，複数の医療や福祉の資格取得を推進する検討を始めました[14]．その対象には，理学療法士と作業療法士も含まれています．

　現在は，理学療法士や作業療法士が看護師や介護福祉士，社会福祉士などの資格取得を目指す場合，新たに養成課程すべてを修了しなければなりません．しかし共通の基礎課程が設けられれば，基礎課程が免除され，短期間で看護師や介護福祉士，社会福祉士などの資格を取得することができるようになります（図2-4）．

　一方で，医療や介護現場のマンパワー（人数）不足に対して，複数の資格を持つ人材を増

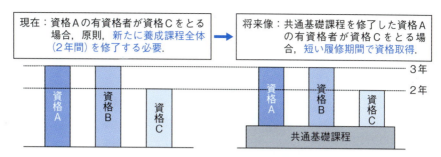

※具体的な制度設計は今後検討

図2-4 共通基礎課程のイメージ

〔経済財政諮問会議，2016[14]〕

やしても，1人当たりの業務量が増加するだけで，根本的な人手不足の解消にはならないという懸念もあります．また，複数の資格取得者が増えれば，各資格の専門性が薄れ，質が低下する可能性もあります．今後の医療や介護の変化に対応できるように，理学療法士・作業療法士は専門性を高め，他職種との差別化を図り，標準化された質の高いリハビリテーションを提供できるかが課題です．

D 国民医療費の増加の原因は？　もし，リハビリテーションが公的医療保険の適用外になったら，理学療法士・作業療法士はどうなるのか考えてみよう！

1）国民医療費の増加[15,16]

　国民医療費とは，医療機関などにおける保険診療の対象となり得る傷病の治療にかかった費用を推計したものです．診療費（医科・歯科），薬剤調剤費，入院時食事・生活療養費，訪問看護療養費などが含まれます．平成27年度の国民医療費は42兆3,644億円で，今後さらに増加していくことが見込まれます（図2-5）．

　年々増加する医療費に対して，事業主と被保険者から支払われる保険料だけでは足りないため，税金が追加投入されています．つまり，国民が支払った保険料より国民が使った医療費のほうが多いということです．平成27年度は，国民医療費42兆円に対して16兆円の税金が投入されました（図2-6）．このまま，医療費が増加を続けて多額の税金が医療費に追加投入されれば，これまで以上に国家財政に大きな影響を与えます．

2）国民医療費の増加の原因は

　では，なぜ医療費は増え続けるのでしょうか．ひとつの要因は高齢者人口の増加ですが，それ以上に医療技術の進歩の影響が大きいといわれています．次々に新しい医療技術が開発・実用化され，治療の選択肢も増えていくなかで，それらすべてを保険適応にしたら，当然医療費は増加します．今後は，どのような医療を公的医療保険でカバーするのか，自己負担にするのかの議論が必要になってきます．その場合，直接命にかかわらない疾患の治療やエビデンスに基づかない医療，効果が認められない医療技術を保険の適応から外すか，また

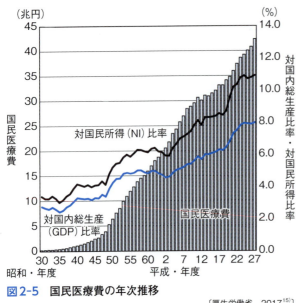

図2-5　国民医療費の年次推移

〔厚生労働省，2017[15]〕

財源	平成27年度 国民医療費(億円)	平成27年度 構成割合(%)
総数	423,644	100.0
●公費	164,715	38.9
国庫	108,699	25.7
地方	56,016	13.2
●保険料	206,746	48.8
事業主	87,299	20.6
被保険者	119,447	28.2
●その他	52,183	12.3
患者負担(再掲)	49,161	11.6

図2-6　財源別国民医療費

〔厚生労働省，2017[15]〕

は自己負担の増額を要求する可能性があります．

3) もし，リハビリテーションが公的医療保険の適用外になったら，理学療法士・作業療法士はどうなるのでしょうか

例えば，76歳のAさんは整形外科の診療所に，週3回1日20分の外来リハビリテーションに通院しています．Aさんが通院している診療所は，保険医療機関で運動器リハビリテーションⅠの施設基準を取得しているため，診療報酬は1単位(20分)185点(＝1,850円)です．Aさんは1割負担なので，窓口では185円支払います(3割負担の場合は555円)．しかしこのリハビリテーションが公的医療保険の適用外であれば，Aさんは1,850円(10割負担・全額自費)を支払わなければなりません．

このように治療費が全額自己負担となった場合，自分が受けているリハビリテーションに1,850円支払ってもよいと考える患者さんは何人いるのでしょうか．また，毎回1,850円，週3回のリハビリテーションを継続して受ける患者さんは何人いるでしょうか．

現在，リハビリテーションには公的医療保険が適用されているため，1,850円の価値のないリハビリテーションを提供している療法士も，1,850円以上の価値の高いリハビリテーションを提供している療法士も同額の報酬がもらえます．しかし，リハビリテーションが公的医療保険の適応外，つまり全額自己負担になれば，患者は支払った費用に見合う効果をより強く求めてきます．よって，効果に満足しなければ，治療を受けなくなるか，より高い治療効果や満足を与えてくれる病院や理学療法士，作業療法士を選んで受診するようになります．つまり，成果(結果)を出せる療法士が患者や医療機関の経営者から選ばれ，生き残れるのです．

1—統計データから医療・介護分野の将来を考える

E 年齢別・傷病別国民医療費から入院患者や外来患者の特性を予測してみよう！

1）国民医療費の6割が高齢者の医療費

年齢別の国民医療費をみると，65歳未満が17兆2,368億円（構成割合40.7％），65歳以上が25兆1,276億円（同59.3％）を占めています[15]．つまり，総人口の4分の1にあたる65歳以上が，医療費の約6割を使っていることになります．

入院の1人当たりの国民医療費は，65歳未満では5万3,900円，65歳以上は31万1,600円（65歳未満の5.8倍），75歳以上は42万6,500円（同7.9倍）です．外来の1人当たりの国民医療費は，65歳未満では7万1,300円，65歳以上は23万1,100円（同3.2倍），75歳以上は26万3,800円（同3.7倍）です[15]．

特に，75歳以上の人の入院医療費に多く使われています．現在，入院患者の約70％，外来患者の約50％が65歳以上の高齢者です[15]．また，生涯医療費は，70歳までに50％を消費し，70歳以降に残りの50％を消費しています[16]．

2）国民医療費の3分の1が「循環器系の疾患」と「新生物」の医療費[15]

傷病分類別の国民医療費をみると，「循環器系の疾患」が5兆9,818億円で最も多く，次いで「新生物」が4兆1,257億円，「筋骨格系及び結合組織の疾患」が2兆3,261億円となっています．年齢階級別では，65歳未満では「新生物」の1兆5,212億円が最も多く，65歳以上では「循環器系の疾患」の4兆6,869億円が最も多くなっています．

入院における傷病分類別の国民医療費は，循環器系の疾患（22.2％），新生物（17.1％），損傷，中毒及びその他の外因の影響（10.4％），精神及び行動の障害（9.1％）の疾患が多く，外来では，循環器系の疾患（11.7％），内分泌，栄養及び代謝疾患（11.2％），腎尿路生殖器系の疾患（10.8％），新生物（9.6％）が多くなっています．

3）年齢別・傷病別国民医療費にみる入院・外来患者の特性

入院と外来において医療費を多く使っているのはどの年代か，またどのような疾患かを知ることで，医療機関を受診している患者の特性を把握することができます．

今後は，複数の疾患を併存している75歳以上の高齢者の入院が増加することが予想されます．特に認知症や老年性うつなどの精神疾患を併存していると，リハビリテーションへの理解や協力が得られないため，治療や訓練が進まないといった問題が起こります．また，高齢の入院患者は臥床による廃用症候群が問題となるため，リハビリテーションによるADLの維持が求められます．疾患別のリハビリテーションの知識だけでなく，認知症やロコモティブ・シンドローム，内科疾患，皮膚科疾患，眼科疾患に対する知識やリスク管理方法，薬剤などについての知識が不可欠となります．

一方，外来では血圧症や糖尿病などの生活習慣病に対する運動指導や悪化予防が課題となるでしょう．

F 増加し続ける介護給付費を抑えるにはどうしたらよいのでしょうか？
また，介護予防を介護保険適用にしている意義について考えてみよう！

1）介護給付費の増加

介護にかかる費用（介護給付費）も増加の一途をたどっています．居宅サービス，施設サービス，地域密着型サービスはすべて介護保険で賄われています．厚生労働省の推計によると，介護保険開始時の2000年には3.6兆円だった介護保険費が，2017年度には10.8兆円，そして2025年度には21兆円程度にまで増加すると推計されています（図2-7）．

また，年齢別に年間の介護給付費を比較すると65歳〜69歳では3.5万円ですが，75歳〜79歳では17.1万円となります．さらに，85歳〜89歳では79.9万円，90歳超では153.9万円に膨れ上がります．

介護給付費増加の要因のひとつは，高齢化に伴う要介護認定者数の増加です．2000年の要介護認定者数は218万人で，第1号被保険者である65歳以上の約10％が要介護認定を受けていました．2015年には要介護認定者は606万人を超え，約18％を占めています（図2-8）．

2）介護給付費増加と医療費増加の違い

介護保険も医療保険と同様に，保険料だけでは賄えず，国や自治体の税金が投入されています．一方で，介護保険と医療保険の大きな違いは，介護保険サービスの利用には1か月の上限額が定められていることです．また，介護費には医療のような費用の高騰を伴う技術の進歩はないので，医療費ほどの増加はありませんが，75歳以上の高齢者の増加と介護期間の延長の2つの要因で介護給付は増加すると思われます．

介護分野では介護保険適用サービスと介護保険適用外の有料サービスを同時に利用できる混合介護が，一定のルールのもとで始まっています．混合介護に対しては，公平性を損なうとの意見もありますが，利用者の便利性が高まるというメリットもあります．今後，混合介

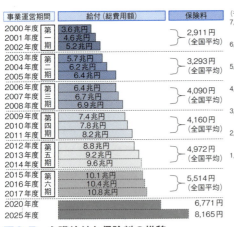

図2-7 介護給付と保険料の推移
〔経済財政諮問会議，2017[17]〕

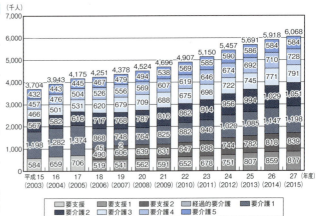

図2-8 65歳以上の要介護度認定者数の推移
〔高齢社会白書，2018[18]〕

護や自助を支援する介護保険適用外サービスの選択肢が増えると，介護する家族の負担軽減にもつながります．

3) 介護予防リハビリテーションの効果

　増え続ける介護給付費を抑えるには，要支援・要介護状態の高齢者を減らすことです．そのためには，介護予防が重要となります．現在，介護予防サービスは介護保険の対象となっています．しかし，混合介護や保険適用外サービスが浸透してきた場合，効果がはっきりしない予防は介護保険適用外になる可能性もあります．介護予防リハビリテーションが介護保険の給付対象であり続けるためには，エビデンスに基づいた予防であること，要介護度の改善や介護費の削減に結びついていることが条件になるでしょう．すでに介護予防リハビリテーションのアウトカム評価（要支援状態の維持・改善）が介護報酬において導入されています．今後は介護予防の分野においても，エビデンスに基づいたリハビリテーションの提供とリハビリテーション介入による予防効果を示していくことが強く求められています．

コラム―混合介護とは？

　介護サービスには，介護保険適用のサービス（利用者が1割負担）と介護保険適用外のサービス（利用者が全額自己負担）の2種類があります．「混合介護」とは，介護保険で受けられるサービスと介護保険が適用されない有料サービスを一緒に使うことです．

　現在の介護保険制度では混合介護が認められていますが，「介護保険適用サービスと介護保険適用外のサービスは，明確に分けて提供すること」というルールがあります．

　例えば，現在のルールでは，ホームヘルパーが介護保険適用の身体介護を行った後に保険適用外の家事援助を行う場合，いったん事業所に戻り，再度訪問して家事援助を行うか，別のヘルパーが家事援助を行うしかありません．しかし，混合介護になると，身体介護を行った後に，家事援助も行うことができます．

【参考文献】

1) 総務省統計局：人口推計（平成30年（2018年）9月確定値）．2019．(https://www.stat.go.jp/data/jinsui/new.html)
2) 内閣府：平成30年版高齢社会白書（全体版） 高齢化の現状と将来像．pp2-4．(http://www8.cao.go.jp/kourei/whitepaper/w-2018/zenbun/pdf/1s1s_01.pdf)〔2019/03/01確認〕
3) 財務省：社会保障・税一体改革の概要 社会保障の維持・充実．(https://www.mof.go.jp/comprehensive_reform/gaiyou/02.htm)〔2019/03/01確認〕
4) 厚生労働省：平成29年版厚生労働白書―社会保障と経済成長―（本文）．pp40-44．(https://www.mhlw.go.jp/wp/hakusyo/kousei/17/dl/1-02.pdf)〔2019/03/01確認〕
5) 厚生労働省：「非正規雇用」の現状と課題 正規雇用と非正規雇用労働者の推移．(https://www.mhlw.go.jp/content/000179034.pdf)〔2019/03/01確認〕
6) 厚生労働省：いっしょに検証！公的年金～財政検証結果から読み解く年金の将来～ 賦課方式と積立方式．(https://www.mhlw.go.jp/nenkinkenshou/finance/index.html)〔2019/03/01確認〕
7) 内閣府：平成30年版高齢社会白書（全体版） 地域別にみた高齢化．pp10-11．(http://www8.cao.go.jp/kourei/whitepaper/w-2018/zenbun/pdf/1s1s_04.pdf)〔2019/03/01確認〕
8) 厚生労働省：認知症高齢者数について．(https://www.mhlw.go.jp/stf/houdou/2r9852000002iau1-att/2r9852000002iavi.pdf)〔2019/03/01確認〕
9) 厚生労働省政策統括官（統計・情報政策担当）：平成30年 我が国の人口動態．p18．(https://www.mhlw.go.jp/toukei/list/dl/81-1a2.pdf)〔2019/03/01確認〕
10) 独立行政法人統計センター：人口動態調査．人口動態統計．確定数．死亡．死亡の場所別にみた年次別死亡数．2016．(https://www.e-stat.go.jp/stat-search/files？page=1＆layout=datalist＆toukei=00450011＆tstat=000001028897＆cycle=7＆year=20160＆month=0＆tclass1=000001053058＆tclass2=000001053061＆tclass3=000001053065＆result_back=1＆second2=1)〔2019/03/06確認〕
11) 内閣府：平成29年版高齢社会白書（全体版） 高齢者の健康・福祉．p30．(http://www8.cao.go.jp/kourei/whitepaper/w-2017/html/zenbun/s1_2_3.html)〔2019/03/01確認〕
12) 内閣府：平成29年版高齢社会白書（全体版） 高齢者の家族と世帯 pp13-14．(http://www8.cao.go.jp/kourei/whitepaper/w-2017/html/zenbun/s1_2_1.html)〔2019/03/01確認〕
13) 国立社会保障・人口問題研究所：日本の世帯数の将来推計（全国推計）―2015（平成27）～2040（平成52）年―．2018．(http://www.ipss.go.jp/pp-ajsetai/j/HPRJ2018/houkoku/hprj2018_houkoku_honbun.pdf)〔2019/03/01確認〕
14) 厚生労働省：平成28年第8回経済財政諮問会議 経済・財政再生計画に沿った社会保障改革の推進② 医療・福祉人材の最大活用のための養成課程の見直し．2016．(http://www5.cao.go.jp/keizai-shimon/kaigi/minutes/2016/0511/shiryo_06-2.pdf)〔2019/03/01確認〕
15) 厚生労働省：平成27年度 国民医療費の概況．2017．(https://www.mhlw.go.jp/toukei/saikin/hw/k-iryohi/15/dl/kekka.pdf)〔2019/03/01確認〕
16) 厚生労働省：医療保険に関する基礎資料 平成27年度生涯医療費．(https://www.mhlw.go.jp/file/06-Seisakujouhou-12400000-Hokenkyoku/shougai_h27.pdf)〔2019/03/01確認〕
17) 内閣府：経済財政諮問会議 第23回社会保障ワーキング・グループ 資料1-8 社会保障（財務省提出資料）．2017．(http://www5.cao.go.jp/keizai-shimon/kaigi/special/reform/wg1/291108/shiryou1-8.pdf)〔2019/03/01確認〕
18) 内閣府：平成30年版高齢社会白書（全体版） 健康・福祉．p31．(http://www8.cao.go.jp/kourei/whitepaper/w-2018/zenbun/pdf/1s2s_02_01.pdf)〔2019/03/01確認〕
19) 西村周三・井野節子：国民の最大関心事！社会保障を日本一わかりやすく考える．PHP研究所，p64，2009．

理学療法士・作業療法士が知っておくべき倫理

A 医療倫理・研究倫理

i 医療倫理の歴史

　医療倫理，研究倫理の歴史は，患者が医師や研究者の権威に対抗する権利を獲得する闘争の歴史でもあります．医療倫理が目指すゴールは，患者に治療の決定権を与えること，そして患者が十分な情報を与えられたうえで意思決定できる環境を整えることです．医療倫理は，医師のパターナリズムと戦ってきました．

　パターナリズムとは，医師が自分の価値観に基づいて最適と考える治療を患者に押し付けることです．医師と患者の圧倒的な知識の差を考えると，パターナリズムを一概に悪と決めつけることはできません．患者の健康を回復させる可能性が最も高い検査や治療を選択するのは，医師の責務です．パターナリズムは，どの治療がベストであるか医師と患者の意見が一致していることを前提としています．患者の意見や希望を聞かなくても，医師は何が患者にとって最良の治療かを見極めることができ，たとえ当初患者が不満を感じても最後には医師の下した決定に感謝することになる，というのがパターナリズムの考え方です．救急で直ぐに治療する必要がある場合や，感染症のように治療が決まっているうえに感染拡大の予防など公衆衛生上の措置が必要な場合には，患者に選択の余地はありません．このような場合，パターナリズム的な医療はほとんど問題とされないでしょう．問題となるのは慢性疾患の治療，特に治療の選択が生命予後だけでなく患者の生活の質（QOL）や人生観や価値観にも大きくかかわる場合です．この代表的なものは，悪性疾患でしょう．また最近では，終末期における治療の選択なども，重要な医療倫理上の課題とされています．

ii 医療倫理の原則

　さまざまな紆余曲折を経て，現在社会に広く受け入れられている倫理的原則を以下に示します[1]．

- 自己決定権の尊重の原則
- 最大利益の原則
- 無加害の原則
- 正義（公平）の原則

65

またこれらの普遍的な倫理原則から，医療や医師患者関係における行動規範や患者の権利が導き出されました．

- 医療者は何が最善かについて患者と一緒に考える必要がある．
- 医療者は患者の尊厳を守るべきである．
- 患者には自分にとって何が利益なのか定義する権利がある．
- 患者が受ける医療のゴールは患者自身で決定できるべきである．
- 医療者は患者個人の信念，人生計画，宗教観などを尊重する義務がある．
- 医療者は自分の信念を他者に対して強要してはならない．
- 患者は治療を拒否する権利を有する
- 医療者は患者に治療方針の最終的な決定権を与えるべきである．

そして，上記の行動規範や患者の権利保障の出発点は「十分な説明に基づいた患者の希望」であるとされています．

iii 研究倫理の歴史

　研究倫理の長い歴史の背景には，立場の弱い人々への搾取があります．第2次世界大戦中，ナチス・ドイツにより強制収容所で様々な人体実験が行われました．戦後，人体実験に関わったナチスの医師を裁いた法廷が「ニュルンベルク継続裁判」です．この裁判では23名の医師らが被告人となり，うち7名が絞首刑となりました．この裁判の判決のなかで「許容可能な医学実験」と題された部分が「ニュルンベルク綱領」です．ニュルンベルク綱領は研究目的の医療行為を行う際に厳守すべき10項目の基本原則で，第1項目には「被験者の自発的な同意が不可欠である」と書いてあります．このニュルンベルク綱領を発展させたのが，1964年に世界医師会が採択した「ヘルシンキ宣言（人間を対象とする医学研究の倫理的原則）」です．

　ヘルシンキ宣言は数回にわたり改訂されていますが，最新版では「世界医師会は，個人を特定できる人由来の試料やデータを含む，人を対象とする医学研究の倫理的な指針としてヘルシンキ宣言を策定した」という序文に続き，①一般原則，②リスク・負担・利益，③社会的弱者に対する配慮，④科学的要件と研究計画書，⑤研究倫理委員会，⑥インフォームド・コンセント，⑦プラセボの使用，⑧研究終了後条項，⑨研究登録と結果の公表および普及，⑩臨床における未実証の治療，などの基本的原則が記されています．

iv ヘルシンキ宣言には何が書かれているのか

1）一般原則

　最初に「医学の進歩は人を対象とする研究に基づく」として，人を対象とした医学研究が不可欠であること（つまり，動物実験や基礎研究で代用できないこと）を謳っています．しかし「新しい知識を得る」という目的のために，個々の被験者の権利や利益が犠牲になってはいけません．被験者の権利を擁護するために，「医学研究は倫理基準に従わなければならない」としています．臨床研究を行う医師は，被験者の生命や健康だけでなく，人としての

尊厳，自己決定権，プライバシー，個人情報を守らなくてはいけません．

2）リスク・負担・利益

医学研究には，必ずリスクが伴います．したがって研究の重要性が被験者のリスクを上回る場合にだけ，人を対象とする医学研究が許されます．医学研究を実施する際には，最初に被検者が被る可能性のあるリスクを評価します．同時に，研究によってもたらされる患者個人や患者集団の利益（新しい知見に基づく診断や治療の進歩など）も評価して，リスクと利益を天秤にかけます．当然，この評価を慎重に行わなければなりません．同時に被験者のリスクを最小化させるための措置も講じます．研究者は計画段階だけではなく，研究開始後も継続的に被験者が被る可能性のあるリスクを監視，評価しなくてはなりません．研究による害が利益を上回ると判断された場合には，研究の変更や中止を決めなければなりません．また研究の途中で結論が得られた場合には，不要なリスクを被験者に負わせないよう速やかに研究を終了すべきです．

3）社会的弱者への配慮

長い医学研究の歴史の中で不当な扱いを受けてきた社会的弱者に対する特別な配慮と保護を求めています．「社会的弱者」を搾取した非倫理的な研究として有名なのがタスキギー研究（コラム内）です．力関係や相手の無知を利用して，弱者を強制的に研究に参加させてはいけません．研究が弱者の健康上のニーズや優先事項に応えるものであり（研究の知見から新しい治療が開発され，その恩恵を受ける等），かつ研究対象が弱者であることが必然な場合だけ，社会的弱者を対象とする医学研究が正当化されます．

4）科学的要件と研究計画書

人を対象とする研究は，過去の知見を十分に踏まえ，科学的な原理に則って行われなくてはなりません．これは，科学的な質が担保された研究だけがリスクを上回る利益をもたらすという考えに基づいています．研究の具体的な内容を記述したものが研究計画書で，ここに研究実施上の倫理的配慮が書かれていなくてはなりません．他に計画書に書くべきこととして，研究資金提供者，研究組織，利益相反，被験者に対する謝礼，研究により損害を受けた被験者に対する治療と補償等があります．

コラム　タスキギー研究

米国公衆衛生局の研究資金提供により1932年から1972年までアラバマ州タスキギーで実施された，未治療の梅毒の自然史を調べる研究です．約300名の貧しい教育を受けていないアフリカ系アメリカ人が対象となり，被験者に対して研究の目的や内容について十分な説明もなく，適正な手続きによる本人の同意もないままに研究が続けられました．この研究は，ペニシリンの有効性が確認され容易に入手できるようになった後も続けられましたが，マスメディアに大きく取り上げられたのを契機として社会問題となり，1972年にようやく中止されました．

5）研究倫理委員会

　研究倫理の原則が確実に実行されるように，各研究機関に倫理審査委員会（以下，倫理委員会）が設置されます．人を対象とする研究は，実施前に倫理委員会の審査を受け，承認を得なければなりません．倫理委員会には，審査における透明性が求められます．委員会は研究計画を審査するだけでなく，進行中の研究を監視（モニタリング）する権限を持ち，研究者はモニタリング情報（重篤な有害事象に関する情報）を委員会に提供しなければなりません．研究者は，委員会の審議と承認を得ずに計画書を修正してはいけません．そして研究終了後に，研究者は研究から得られた知見と結論を委員会に報告する義務があります．

6）インフォームド・コンセント

　インフォームド・コンセントとは，「説明に基づいた同意」と定義されています．研究者は被験者に研究の目的や方法だけでなく，研究から得られる利益と予測されるリスク，研究参加に伴う苦痛や不快感，研究者の所属，資金源，利益相反など，研究に関することすべてを十分に説明しなくてはなりません．インフォームド・コンセントの能力がある個人を，自発的な同意を得ずに研究に参加させてはいけません．被験者となる可能性のある個人は，不利益を被ることなくいつでも研究参加を拒否，あるいは参加の同意を撤回する権利があります．研究者は被験者を研究にリクルートする際に，それを説明しなくてはなりません．

　医師が患者に研究参加の同意を求める場合，被験者が同意を強要されていないか特別な注意を払う必要があります．医師と患者の力関係から同意が強要される恐れがある場合は，こうした関係から完全に独立したふさわしい有資格者が同意を求めなければなりません．また同意は，可能な限り書面上で行わなければなりません．

　被験者に同意能力がない場合，研究者は法的代理人に同意を求めます．意識障害の患者のように肉体的および精神的に同意能力がない被験者を対象とした研究は，インフォームド・コンセントを妨げる肉体的・精神的状態が研究対象の疾患に由来する場合にのみ行うことが許されます．医師は，法的代理人に同意を求めます．もし代理人が存在せず，研究延期もできないときには，インフォームド・コンセントが不可能な被験者を対象とする特別な理由が研究計画書に述べられ，研究倫理委員会で承認されていることを条件として，同意を取得せずに開始することができます．

コラム　生体試料，検体，標本，診療情報および医療記録を用いた研究

　バイオバンク，保管されている試料や標本，診療情報や医療記録を利用した研究のように，個人の特定が可能な試料やデータを使用する医学研究を実施するには，研究者は試料やデータの収集・保存・再利用に対するインフォームド・コンセントを求めなければなりません．ただしこのような研究に関しては，同意を得ることが極めて難しいか，あるいは不可能なことがあります．その場合，研究倫理委員会の審査と承認を得れば，研究を行うことができます．その場合でもデータを匿名化し，研究参加への拒否（被験者が自分の試料や情報を利用してほしくない旨を研究者に申し出る）の機会を設けることが研究承認の条件となります．

B 職業倫理

i 職業倫理とは

「職業倫理」とは，特定の職業に就いている個人や団体が自らの職業の社会的な役割や責任を果たすために，専門職者として「どうあるべきか」，「どのように行動すべきか」を明文化したものです[2]．専門職における倫理について『応用倫理学事典』では，「専門職は専門知識や技能と厳格な倫理に基づいて誠実に職務を遂行することで初めて社会から信任を得ることができる」と書かれています[3]．

医師，看護師，理学療法士，作業療法士などは，各職能団体が職業倫理を定めています．

◆職能団体が定める職業倫理の例
- ✓日本医師会「医師の職業倫理指針〔改訂版〕」
- ✓日本看護協会「看護者の倫理綱領」
- ✓日本理学療法士協会「倫理規程」[4]，「理学療法士の職業倫理ガイドライン」[5]
- ✓日本作業療法士協会「作業療法士の職業倫理指針」[6]

ii 理学療法士・作業療法士の義務

職業倫理には，法で規定されているものが多く含まれています．法と倫理の共通点は，ともに規範（してもよいこと，すべきこと，してはならないこと）であるということです[1]．では，法と倫理ではどのような違いがあるのでしょうか．法は国が制定し，明文化されています．また国家による強制力があり，違反したときには損害賠償や刑罰が生じます．一方，倫理は誰がいつ決めたのかは不明で，明文化されていないものも多くあります．また国家による強制力はなく，倫理に反したとしても本人が良心の呵責に苦しむか，社会的制裁を受ける程度です．

理学療法士・作業療法士の職業倫理に書かれている規範の中で，法律で規定されている理学療法士・作業療法士の義務について解説します（「理学療法士の職業倫理ガイドライン」「作業療法士の職業倫理指針」より抜粋）．

1）守秘義務

「刑法第134条」および「理学療法士及び作業療法士法第16条」で守秘義務が課せられています．守秘義務とは，業務上知り得た患者の情報を正当な理由なく第三者に漏らしてはいけないという義務です．第三者には，患者の家族や友人，患者の職場の上司や同僚，患者が通う学校，保険会社などが含まれます．また，医療者が自分の親や兄弟，友人などに患者の情報を話すことも守秘義務違反になります．

守秘義務には例外があり，本人の同意がある場合，犯罪に関わる場合，法令に基づく場合です．

〈守秘義務の例外の具体例〉
- 意識不明で身元不明の患者について関係機関に照会する場合

- 高度認知症高齢者など，同意能力に欠ける患者の症状を家族に説明する場合
- 児童虐待を疑い，保護者の同意なしに児童相談所に通告した場合（児童虐待防止法）
- 結核患者の氏名を都道府県知事に届け出た場合（感染症法）　など

2）個人情報保護

　患者や利用者に関する氏名や生年月日および住所などの個人情報，病状・患者評価・治療プログラム・治療の効果と治癒状況などに関する情報など，患者や利用者の個人に関する情報は，漏洩の無いように保護しなければなりません．また，患者の個人情報だけでなく，施設職員に関する氏名や生年月日などの個人情報も漏洩の無いように保護しなければなりません．

　個人情報保護については，p85~87で詳しく解説します．

3）応召義務

　医師法19条は「診療に従事する医師は，診察治療の求めがあった場合には，正当な事由がなければ，これを拒んではならない」と定めています．診療に応ずる義務，応召義務のことです．よって，医師の指示の下に理学療法・作業療法を行う限りにおいては，医師法第19条に従い患者および利用者から診療や相談の求めがあった場合，正当な事由がない限り拒んではなりません．

4）インフォームド・コンセント

　インフォームド・コンセントはすべての医療従事者の努力義務として「医療法第1条4」に定められています．インフォームド・コンセントとは，医療従事者側からの十分な説明と患者側の理解・納得・同意です．説明においては，医師およびチームメンバー（スタッフ）と連携し，診療や指導の方針と説明の範囲を確認しておかなければなりません．

5）処方箋受付義務

　理学療法士・作業療法士は診療の補助者の一員であり，医師の指示の下に診療を行わなければなりません（理学療法士及び作業療法士法第2条3項，15条）．

　医師からの処方箋の交付があって，その受付によって処方（医師の指示）があったとみなされます．診療内容の変更においても，処方箋によって，処方が変更されなければなりません．

6）診療録への記載と保存の義務

　診療録への記載は，「医師法第24条」，「医療法第21条，第22条および第22条の2」，「保険医療機関及び保険医療養担当規則第9条」に規定されています．診療があったときは，診療録あるいは診療補助録に診療の日時と内容などを，虚偽無く速やかに記録しなければなりません．

　診療録および診療補助録は5年間保存しなければならないことが「医師法第24条」に規定されており，理学療法士・作業療法士も同様です．

7）診療情報の開示

診療情報開示の請求があったときは，施設長および担当医師の判断と指示によって，施設長あるいは医師を通じて公開しなければなりません．診療情報の開示については，個人情報保護法に基づく，医療・看護関係事業者における個人情報に適切な取り扱いのためのガイダンスに規定されています．

診療情報開示については，p85～86で詳しく解説します．

8）安全性の確保

医療は，医療者と患者の契約行為です．診療契約は，委任者（患者）が受任者（医療者）に診療という行為を依頼する準委任契約になります．よって，医療者は最善の注意をもって委任された事務を行う義務（善管注意義務）が生じます（民法第644条）．

医療事故があったときは，直ちに主治医および施設管理者に報告しなければなりません．そしてインシデントレポートまたは医療事故報告書を院内の医療事故防止対策委員会に提出しなければなりません．また，医療に起因すると疑われる死亡・死産で，その死亡を医療機関の管理者が予期しなかったケースは医療事故調査制度に基づき医療事故の調査が行われます．

【参考文献】

1) 日本緩和医療学会：終末期がん患者の輸液療法に関するガイドライン（2013年度版），2013．（https://www.jspm.ne.jp/guidelines/glhyd/2013/pdf/02_11.pdf）〔2019/03/01確認〕
2) 厚生労働省：専門職としての意識と責任．（https://www.mhlw.go.jp/file/06-Seisakujouhou-10800000-Iseikyoku/0000209872.pdf）〔2019/03/01確認〕
3) 加藤尚武：応用倫理学事典．丸善出版社，p352，2008．
4) 日本理学療法士協会：倫理規程．（http://userweb.shikoku.ne.jp/kpt/houreha/rinrikitei.pdf#search='%E7%90%86%E5%AD%A6%E7%99%82%E6%B3%95%E5%A3%AB%E5%80%AB%E7%90%86'）〔2019/03/01確認〕
5) 日本理学療法士協会：理学療法士の職業倫理ガイドライン．（http://www.japanpt.or.jp/upload/japanpt/obj/files/about/02-gyomu-03rinrigude2.pdf）〔2019/03/01確認〕
6) 日本作業療法士協会：作業療法士の職業倫理指針．（http://www.jaot.or.jp/wp-content/uploads/2013/08/shokugyorinrishishin2.pdf#search='%E3%80%8C%E7%90%86%E5%AD%A6%E7%99%82%E6%B3%95%E5%A3%AB%E3%81%AE%E8%81%B7%E6%A5%AD%E5%80%AB%E7%90%86%E3%82%AC%E3%82%A4%E3%83%89%E3%83%A9%E3%82%A4%E3%83%B3%E3%80%8D'）〔2019/03/01確認〕

第3章

職場をマネジメントする

理学療法士・作業療法士になって10年ほど経過すると，管理職として組織を
マネジメントする立場になります．管理職の役割は，リハビリテーション部門
の運営・管理，スタッフの指導や相談，病院内外の様々な部署との連携など多
岐にわたります．本章では，管理職になる前に身に付けておきたい基礎知識と
して，リハビリテーションの質の管理，医療安全・感染症管理，情報管理につ
いて解説します．

医療（リハビリテーション）の質の管理

「医療の質」とは、「個人や集団を対象に行われる医療が、望ましい健康アウトカムをもたらす可能性をどれだけ高くするのか、現時点の専門知識にどれだけ合致しているのか、その度合い[1]」です。健康アウトカムとは治療や予防などの医学的介入の結果として得られる健康状態のことです。死亡や疾患の治癒だけでなく、受けた医療に対する満足、Quality of life（QOL）、身体機能などが含まれます。

医療の質は医療者、患者にとって重要なものでありながら、すべての人が高い質の医療を受けているとは限りません。質の高いリハビリテーションとはどのようなものか、どのようにしたら質の高いリハビリテーションをできるだけ多くの患者に提供することができるのか考えてみましょう。

i 質の高いリハビリテーションとは

現在、全国各地で理学療法や作業療法、治療手技などに関するセミナーや講演会が盛んに行われ、そこでは講師が独自の経験則や理念に基づいて異なることを教えています。また、同じような疾患や臨床的特徴を持つ患者に対して、療法士によりリハビリテーションの手技や治療法が異なることもあります。

上記の定義に基づけば、質の高いリハビリテーションとは、健康アウトカム（身体機能やQOL）を最も回復させるリハビリテーションのことです。健康の回復に違いがないのなら、どの手技や治療を選んでもかまいません。しかし、より良好なアウトカムをもたらす治療、あるいはより効果の高い治療があるのなら、それを選択するべきです。では、どのように効果の高い治療法を選択したらよいのでしょうか。

ii 科学的根拠（エビデンス）とリハビリテーションの効果

リハビリテーションの効果に関する知見を得るには、疫学研究（または疫学的手法を用いた臨床研究）が必要です。疫学研究とは「特定の集団において出現する健康アウトカムの頻度や分布、それらに影響を与える要因（因果関係）を明らかにする研究[2]」です。治療や予防の有効性を評価する介入研究も、疫学研究に含まれます。このような研究から得られた結論を「科学的根拠（エビデンス）」と言います。

エビデンスにも、質の低いものから高いものまであります。ランダム化比較試験（RCT）を始めとする介入研究から得られた結論は、質が高いエビデンスとされています。しかし、介入研究では特殊な条件における効果しか得られないため、臨床での有効性を知るにはより大きな集団を対象とした観察研究が必要となります。また、コストやマンパワー、倫理的な面からRCTが実施できない場合には、観察研究（横断研究、コホート研究、症例対照研究）を行うこともあります。記述的研究（症例研究、症例報告、ケースシリーズ研究）も観察研

表3-1 エビデンスレベル

エビデンスレベル Level of evidence	内容 Type of evidence
I	システマティック・レビュー/RCTのメタ・アナリシス
II	1つ以上のランダム化比較試験による
III	非ランダム化比較試験による
IVa	分析疫学的研究(コホート研究)
IVb	分析疫学的研究(症例対照研究,横断研究)
V	記述研究(症例報告やケース・シリーズ)
VI	患者データに基づかない,専門委員会や専門家個人の意見

RCT：randomized controlled trial

〔福井次矢・他,2007[4]〕

究に分類されますが,研究対象となる集団が小さいため,エビデンスのレベルは低くなります[3].また,同じテーマを扱った知見を収集,選択,吟味し,必要に応じて統計的に知見を統合(メタ・アナリシス)して結論を導く研究手法としてシステマティック・レビューがあります(IMOによる2011年定義).

横断研究で要因の探索は可能ですが,要因と健康アウトカムの因果関係(要因が先にあり,その結果アウトカムが起こる)を証明することはできません.コホート研究や症例対照研究は要因と健康アウトカムに関連があることを示すことはできますが,直接的な因果関係があることを結論づけることはできません.一方,介入研究では,介入群と非介入群におけるアウトカムの違いを検討することで,介入の有効性を評価することができます.RCTは,バイアス(要因とアウトカムとの関係の評価を誤らせるもの)を極力排除することができる研究手法(研究デザイン)とされています.このように研究手法によって因果関係の推論の妥当性に強弱があり,それをわかりやすくレベル付けしたのがエビデンスレベルです[3].一般的にエビデンスレベルの高い順に「I.システマティック・レビュー/RCTのメタ・アナリシス」,「II.1つ以上のランダム化比較試験」,「III.非ランダム化比較試験」,「IV.コホート研究,症例対照研究,横断研究」が続き,その下に「V.対照群のない症例集積」や「VI.専門家の個人的経験に基づいた意見,エビデンスが明示されていない専門委員会の見解」が置かれています[4](**表3-1**).

例えば,変形性膝関節症の管理に関するOARSI(Osteoarthritis Research Society International)勧告 OARSIによるエビデンスに基づくエキスパートコンセンサスガイドライン[5]では,運動療法のエビデンスレベルはIa(RCTのメタアナリシス)で,OARSIの推奨度は96％,日本整形外科学会の推奨度は94％でした.一方,理学療法士による介入についてのエビデンスレベルはIV(コホート研究,症例対照研究,横断研究)で,OARSIの推奨度は89％,日本整形外科学会の推奨度は86％でした.つまり,変形性膝関節症に対する運動療法には効果があるという強い根拠がある反面,運動療法に理学療法士の関与が必要だという根拠は弱いということになります.残念ながら,リハビリテーションに関する研究は少なく,効果のエビデンスはほとんどないのが現状です.

第3章　職場をマネジメントする

iii 医療の質と診療ガイドライン

　医療の質の2つ目の定義は「最新の専門知識に合致した治療」です．専門家が診断や治療について，最新の情報を分かりやすくまとめた指針として「診療ガイドライン」があります．診療ガイドラインには，患者と医療者の意思決定を支援することを目的として，診療上の重要度の高い医療行為について，最適と考えられる診断や治療の推奨が提示されています[6]．一般的に診療ガイドラインは，エビデンスのシステマティック・レビューとその総体評価，益と害のバランスなどを考慮して作られます[7]．しかしリハビリテーション領域のように臨床研究に基づくエビデンスが乏しい場合，第一線の専門家やオピニオンリーダーの意見を集約してガイドラインが作成されることもあります．

　診療ガイドラインは臨床現場における意思決定の際に，判断材料のひとつとして利用されるものであり，医療者の経験を否定するものではありません．また，ガイドラインに示されるのは一般的な診療方法であるため，必ずしも個々の患者の状況に当てはまるとは限りません[7]．したがって，ガイドラインを盲目的にすべての患者に適用することが質の高い医療とはいえません．

iv リハビリテーション関連の診療ガイドライン

　理学療法や作業療法にはどのようなガイドラインがあるのでしょうか．理学療法には「理学療法診療ガイドライン第1版」[8]，作業療法には「作業療法ガイドライン2018年度版」[9]があります．例えば，変形性膝関節症理学療法診療ガイドライン[8]には，「TKA術後の集中的機能的運動療法はWOMAC，SF-36，6MD，疼痛スケールを有意に改善させる」と記載されています（推奨グレードA）．また，臨床研究に基づいた集中的機能的運動療法が推奨されています．

　　"集中的機能的運動療法は，5〜10分のウォームアップとストレッチングから開始し，15分間の筋力トレーニング，15〜20分間の応用歩行や立位での筋力トレーニング，バランス練習の後，5〜20分間の歩行練習や自転車運動を行い，最後に10分間のクールダウンを行う．実施期間はTKA術後2〜4か月間の実施が推奨される．"

〔変形性膝関節症理学療法診療ガイドライン[8] ダイジェスト版より抜粋〕

　このガイドラインには，推奨の根拠となった8編の論文が挙げられています．「集中的機能的運動療法プログラム」の具体的な内容は，Moffetが2004年に発表したランダム化比較試験の論文に記述されています．この研究では，TKAを受けた後2か月から4か月経過した患者を，ホームエクササイズだけの群（対照群）と，ホームエクササイズに集中的機能的運動療法（6週間から8週間に12回のセッションを実施）を組み合わせた群（介入群）にランダムに割り付けました．その結果，介入群のほうが対照群よりも，終了直後およびその2か月後の疼痛や硬直，ADLが良好であり，終了8か月の6MWTが良好であったとしています．ただし，この研究はあくまでも「術後の膝関節痛，滲出液や運動制限が改善し，膝に部分的あるいは完全な負荷をかける集中的な運動療法が制限されない」手術から2か月〜4か月経過し

た時期に行うべきであると主張しており，研究の対象も亜急性期の患者となっています．

変形性膝関節症理学療法診療ガイドラインでは，TKA術後2〜4か月間に集中的機能的運動療法の実施を推奨しています．この「TKA術後2〜4か月間」というのが，「手術直後から2〜4か月の期間」なのか，あるいは「手術後2〜4か月経過してから」なのか曖昧で，どちらともとれるように表現されています．もし「手術直後から2〜4か月の期間」ならば，このガイドラインは論文を誤用して作成されたことになるので，おそらく「手術後2〜4か月経過してから」が正しい解釈になるでしょう．

一方，わが国では早期リハビリテーションの介入が推奨されていますが，変形性膝関節症理学療法診療ガイドラインに早期リハビリテーションのプログラムについての記載はありません．また早期介入の効果に関する研究としては，術後4日目から積極的に高強度のリハビリテーションを行う群と低強度のリハビリテーションを行う群でアウトカム〔SCT（階段昇降），TUG（timed-up-and-go），6MW，WOMAC，SF-12，ROM，筋力など〕を比較したRCTの結果，両群に差は認められませんでした．さらに水治療を術後6日から開始する群と術後14日目から開始する群の比較では，両群にアウトカム（WOMAC，Lequesne-Hip/Knee-Score，WOMAC（疼痛と機能），患者満足度など）の有意差は認めませんでした．このように早期リハビリテーションの効果を支持するエビデンスは限定的で，ほとんどないのが現状です．

Ⅴ 質の管理

質の高いリハビリテーションを提供するためには，個々の療法士が常に自分の提供している治療が「最新の臨床研究に基づいた治療なのか」，あるいは「良好な健康アウトカムをもたらしているのか」を意識しなければなりません．

最新の臨床研究の結果や，現時点で最も効果的な治療についての知識を得る方法のひとつが文献検索です．関連する論文を漏れなく見つけ出すためには，National Library of Medicineが提供する医学文献のデータベースMEDLINEを検索するのが望ましいですが，多忙な療法士が文献を探し出して，読みこなすのは困難です．より簡便に，このような情報を入手する方法として，診療ガイドラインや臨床データベース（コクラン・レビュー，クリニカルエビデンス，Up to Date）などを読むという方法があります．一般的に診療ガイドラインには，エビデンスのシステマティック・レビューとその総体評価が記述されており，それを読むことで最新の臨床研究とそのエビデンスに関する知識を得ることが可能です．しかし前に述べたように，診療ガイドラインの推奨がすべて質の高いエビデンスに基づいているとは限りません．また，エビデンスの推奨の根拠となった論文を丁寧に読むと，推奨の対象となる患者の特徴が自分の患者と異なることもありますので，ガイドラインの推奨を鵜呑みにするのではなく推奨の根拠を確認し，自分の患者にガイドラインの推奨を適応できるかどうかを判断する必要があります．

効果に強い根拠（エビデンス）がある治療がある場合は，自分の患者に適応できるかを検討するべきです．一方，信頼できるエビデンスがない場合や診療ガイドラインの推奨が曖昧な場合には，個々の療法士の経験や臨床家としての考え，標準的治療，治療の益と害，コストなどを総合して最良のリハビリテーションを考えます．

第3章　職場をマネジメントする

　　また，リハビリテーションの効果に関するエビデンスを得るために，良好な健康アウトカムが得られる治療についての臨床研究が必要です．個々の療法士が，自分が担当する患者の治療やアウトカムに関するデータを蓄積・分析し，その結果をもとに個々の症例におけるリハビリテーションの質を部門内で議論することで，新しいエビデンスを得ることもできます．リハビリテーションの質を管理するには，個人や部門が常に質の高いリハビリテーションについて考え，質を高める努力をすることが大切です．

---------- 【参考文献】 ---

1) Kathleen N. Lohr：Institute of Medicine Medicare：A Strategy for Quality Assurance Vol.1. National Academy Press, 1990.
2) Porta M：A Dictionary of Epidemiology. Oxford University Press, 2008.
3) 中山健夫：エビデンス：つくる・伝える・使う．体力科学，59（3）：pp259-268, 2010.
4) 福井次矢・他（編）：Minds診療ガイドライン作成の手引き2007. 医学書院，2007.
5) 日本整形外科学会変形性膝関節症診療ガイドライン策定委員会：変形性膝関節症の管理に関するOARSI勧告 OARSIによるエビデンスに基づくエキスパートコンセンサスガイドライン．

2011.
6) 福井次矢・山口直人（監修）：Minds診療ガイドライン作成の手引き2014. 医学書院，p3, 2014.
7) 日本医療機能評価機構：Mindsガイドラインライブラリ　診療ガイドラインとは．（https://minds.jcqhc.or.jp/s/about_guideline）〔2019/0301確認〕
8) 日本理学療法士学会：理学療法ガイドライン第1版．（http://jspt.japanpt.or.jp/guideline/1st/）〔2019/0301確認〕
9) 日本作業療法士協会：作業療法ガイドライン2018年度版．（http://www.jaot.or.jp/wp-content/uploads/2018/07/OTguideline2018-0.pdf）〔2019/03/01確認〕

医療安全・感染管理

A 医療安全

医療安全とは，医療による有害事象を防止することです．新しい技術や医薬品が次々と開発され，医療はますます複雑になっています．それに伴い，医療そのものが患者に害を及ぼす危険性が高まっています．

i 有害事象とは

有害事象とは，医療中に患者に起こった好ましくない出来事です．すなわち，医療や看護と時間的な関連があり，意図せずに起こったあらゆる症状や疾病ですが，治療との因果関係は問いません．医療における有害事象の代表的な例は，薬剤の副作用です．副作用は一定の確率で起こりますが，治療者には副作用を起こすという「意図」はなく，どの患者に副作用が起こるのかは予測できません．入院中の転倒や転落，病院内感染，褥瘡，せん妄，肺塞栓症なども有害事象です．

有害事象にはエラーに関連するものと，しないものとがあります．例えば抗生剤を投与して患者にアナフィラキシーショックが起こった場合，これは「有害事象」になります．今までにアレルギーの既往がなかった場合は，「有害事象」であっても「エラー」ではありません．しかし抗生剤アレルギーの既往を見落としてショックが起こった場合は，「エラーが原因で起こった有害事象」になります．「エラーが原因で起こった有害事象」はすべて防止可能なので，「防止可能な有害事象」と呼ばれます．

一方，エラーがすべて有害事象につながるわけではありません．例えば，薬剤の量を間違えたり投与を忘れたりしても，何も起こらないことがあります．また，誰かが途中でエラーに気づいて，途中で修正することもあります．例えば，医師が間違えて10倍量の薬剤を処方したけれども，薬剤師が処方をチェックして投与量を修正した場合は，有害事象には至りません．このように「有害事象」を引き起こす可能性のある医療行為が有害事象に至らなかった場合を，「潜在的エラー」といいます．わが国では，「ヒヤリ・ハット事例」とも呼ばれます．図3-1に，有害事象と医療エラーの関係を示します．

ii 医療エラー（医療過誤）

エラーの定義はさまざまですが，ヒューマン・エラー研究の第一人者であるジェームズ・リーズンはエラーを「ある目的をもって計画された行動が，目的の達成に失敗すること」と定義しています[1]．医療におけるエラー（医療過誤）は，あらゆる場面で起こり得ます．

エラーが起こる機序は，基本的に次の2つです．1つ目は，計画は適切なのに一連の行動が意図したとおりに行われない場合で，「スリップ」あるいは「ラップス」とよばれます．ス

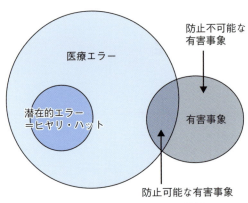

図3-1　有害事象と医療エラーとの関係

リップは動作の失敗で，不注意や見落としが原因となります．例えば，引き出しから薬剤のアンプルを取り出すときに隣の薬剤と間違えてしまう場合などです．また，停車させようとブレーキを踏んだつもりが間違ってアクセルを踏んでしまうような場合もスリップです．どちらも，「薬を投与する」，「停車する」という「意図」は正しいのですが，行動する段階で間違いが起こっています．ラップスは記憶の間違いや勘違いで，うっかり間違いです．例えば，レントゲン写真の指示を出していたのに結果の確認をうっかり忘れて，その結果患者に有害事象が発生した場合などが該当します．

　2つ目は，計画は適切に実行されたけれど，意図や計画そのものが目的を達成するのに不適切だった場合で，これを「ミステイク」といいます．やろうとしたことそのものが，間違いだったということです．例えば，医師の知識があやふやなために処方を間違えた場合，看護師が指示を正確に実行するとエラーが起こります．知識が原因の間違いの他に，ルールが原因の間違いもあります．例えば，手術の際に患者確認をするルールがあるのに，ルールに違反した結果，別の患者を手術してしまったような場合です．違反をしてしまう理由として，「ルールを知らない」，「ルールを正確に理解していない」，「ルールを理解していても守らない」などがあります．

iii　エラーの防止

　個人レベルのエラー防止策には，指差し呼称やチェックシートがあります．他者による防止策としてはダブルチェックがあり，ダブルチェックを確実に行うためのチェックシートがあります．システムによる防止策の例として，バーコード認証やコンピュータ感知・注意喚起システム（コンピュータ・モニター），オーダーエントリーシステム（コンピュータによる処方のオーダリング，標準化された完全なフォーマットの処方のみ受け付ける）などがあります．

　エラーを防止するには，失敗した個人を責めるのではなく，システム・アプローチによる防止が重要です（WHO患者安全カリキュラムガイド多職種版2011）．スイスチーズモデルをみると，システム・アプローチの重要性が理解できます（図3-2）．例えば生後2か月の乳児に劇薬ジギタリスを投与する際，投薬エラーを防ぐために，いくつものチェック（バリア）

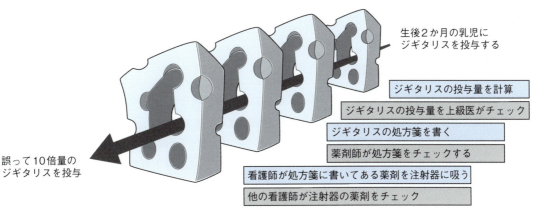

図3-2 事故原因に関するReasonの「スイスチーズ」モデル

があります．事故を防御するさまざまなバリアを通り抜けた時にのみ事故が起こります．ハインリッヒの法則は，米国の技術者ハインリッヒが5,000件以上に及ぶ事故事例を基に導き出した統計的な経験則で，1つの重大事故の裏には29の軽微な事故があり，さらにその背景には300のヒヤリ・ハットが存在するというものです．日本では「ヒヤリ・ハットの法則」とも呼ばれています．したがって，ヒヤリ・ハット事例の発生は医療エラーについて考える絶好の機会であり，ヒヤリ・ハットの分析により，適切な対策を立てることができます．

医療安全の向上のため，各医療機関は個別の医療事故や有害事象，ヒヤリ・ハット事例の検証を基に改善策を立て，それを実施，再検証するPDCAサイクルを回すことが重要です．そして医療機関内の職員講習会においてその結果を報告し，必要に応じてマニュアルを改訂します．医療安全において最も重要なのは，エラーの報告とエラーから学ぶ組織文化です．

iv 医療安全に関する法令

1999年に起こった2つの医療事故をきっかけとして，厚生労働省は2002年に医療法施行規則改正として医療機関に以下の4項目の対策を求めました．

1. 医療に係る安全管理のための指針を整備すること．
2. 医療に係る安全管理のための委員会を開催すること．
3. 医療に係る安全管理のための職員研修を実施すること．
4. 医療機関内における事故報告等の医療に係る安全の確保を目的とした改善のための方策を講ずること．

さらに大学病院などの特定機能病院には，①医療安全管理者の配置，②医療安全管理部門の設置，③患者からの相談に応じる体制の整備を求めました．これにより，医療機関が医療安全に取り組む枠組みが出来上がりました．

B 感染対策

i 医療関連感染と感染制御

　感染症が発症するには，①感染源（感染の原因微生物を含むもの），②感受生体（感染原因微生物が侵入・増殖した生体），③感染経路（病原微生物が感染源より感受生体に侵入する経路）の3つの要素が必要です．これを「感染の3要素」といいます．「感染制御」とは，3要素の少なくともひとつを満たさないようにして，感染症の発生を防止すること，発生した感染症をさらに広げないことです[2]．

　以前は病院内で体内に侵入した微生物により引き起こされた感染症を「病院感染（院内感染）」，病院外で進入した微生物による感染症を「市井感染」と呼んでいました．しかし病原体に曝露した場所の特定が難しいため，2007年の米国疾病対策センター（CDC）のガイドラインにおいて「医療関連感染」という言葉が使われるようになりました．医療関連感染は有害事象の中で最も頻度が高く，死亡率や罹患率を増加させるだけでなく，在院日数を延長し，医療費を増加させます．医療関連感染の頻度は入院患者100人中，先進国で7人，発展途上国で10人といわれています[3]．医療関連感染の20％以上が予防可能であるとされています．

ii 感染制御の方法

　病院における感染制御の方法には，①感染経路を遮断する予防策，②空調・飲料水・給食など一般媒介物の管理，③抗微生物薬の予防的投与，④患者への生体消毒薬適用，⑤ワクチン接種などがあります．

　「感染経路を遮断する予防策」には，標準予防策と感染経路別予防策があります．

1）標準予防策

　標準予防策は，感染症の有無に関わらずすべての患者のケアに際して普遍的に適用する予防策です．患者の血液，体液（唾液，胸水，腹水など），分泌物，排泄物，傷のある皮膚や粘膜を感染の可能性のある物質とみなして対応することで，患者と医療従事者双方における病院感染のリスクを減少させます．主な標準予防策は，①手指衛生の励行と，②個人防御具（マスク・手袋・アイプロテクター・ガウンなど）の使用です．なかでも手指衛生（手洗い・手指消毒）はすべての医療行為の基本であり，感染防止に一番大きな役割を果たします．

> 手指衛生を行うべき場面
> 1）患者に接する前後
> 2）血液・体液・分泌物・排泄物を取り扱った後
> 3）健常でない皮膚や粘膜を触った後
> 4）手袋を外した後

> 手指衛生の基本
> 1) アルコールベースの擦式手指消毒薬で手指消毒
> 2) 目に見える汚れがある場合は，石鹸と流水で手洗い
> 3) 爪は短く切る
> 4) 時計を外し，手首まで洗う
> 5) ユニホームが長袖の場合は腕まくり

2) 感染経路別予防策

感染経路別予防策とは，標準予防策以上の予防策が必要な病原体に感染している患者，あるいはそれに感染している疑いのある患者が対象で，感染経路により①接触予防策，②飛沫予防策，③空気予防策の3つがあります（**表3-2**）．

iii 感染対策の組織体制

2006年6月の医療法の一部改正により，医療機関の管理者に対して感染対策の体制確保が義務化されました．
1) 感染対策指針の策定
2) 院内感染対策委員会の開催
3) 職員全員を対象にした研修会の実施
4) 感染症発生状況の報告と感染対策の推進

感染対策は，医療機関全体で取り組むべき課題です．感染対策委員会は，感染管理に関する最上位の意思決定機関です．臨床の場で確実に実行されるべき感染対策すべてについて意思決定をし，対策を確実に実行に移す権限を持ちます．そしてそれぞれには，感染対策委員会

表3-2　感染経路別予防策

分類	感染経路	病原体	予防策
①接触感染	●施設内で最も重要で，頻度の高い感染 ●介護と介護の間に手洗いがなされなかったり，手袋が交換されなかったりすると起こる	疥癬，MRSA，バンコマイシン耐性腸球菌，緑膿菌，ロタウイルスなど	標準予防策に接触予防策を加える． ●個室に隔離 ●手袋を着用 ●必要に応じてガウン・エプロンを着用 ●患者専用の器具
②飛沫感染	感染源である患者が咳，くしゃみ，会話をするときに飛沫が生じる．飛沫は空気中に浮遊し続けることはなく，約1m以内の範囲内に落下．	インフルエンザ，百日咳，ジフテリア，マイコプラズマ肺炎，風疹，ムンプスなど	標準予防策に飛沫予防策を加える． ●個室に隔離（ベッド間を1m以上あける，カーテンなどで障壁） ●個人防護用具（サージカルマスクを着用）
③空気感染	微生物を含む飛沫の水分が蒸発して，5μm以下の小粒子として長時間空気中に浮遊する．	結核，麻疹，水痘など	標準予防策に空気予防策を加える． ●個室に隔離（独立空調，陰圧管理，HEPAフィルターの使用） ●患者を外へ出さない ●N95以上の呼吸器防護具

表3-3 感染対策チームの業務

名　称	業務内容
コンサルテーション業務	感染対策に関するコンサルテーション 感染対策のガイドラインやマニュアルの作成 各部署における感染対策の評価と指導 職員の教育 地域医療機関との連携 患者・家族・地域住民への対応
サーベイランス業務	病院感染の発生の検知 感染経路や感染源の同定 病院環境の汚染状況の確認 保菌者の把握 検体から分離された微生物とその感受性の把握 抗菌薬モニタリングなど
インターベンション業務	薬剤感受性試験の結果に基づき，適切な抗生剤の選択や投与法の指導をする

の決定事項を直ちに実行に移す責務があります．具体的な役割は，感染対策プログラムの目的と目標の決定や病院の感染管理体制の評価と見直し，感染対策チームのサポートなど多岐にわたります．感染対策委員会には病院長等の医療機関の管理者が積極的に関わるとともに，診療部門，看護部門，薬剤部門，臨床検査部門，事務部門を代表する職員がメンバーとなります．

　一方，感染対策チームは感染管理委員会の実働部隊で，構成メンバーは医師，看護師，薬剤師，検査技師，事務職員などです．感染管理委員会の決定事項を実行するとともに，病院感染や感染対策に関する情報を提供，具体的な提案をします．感染対策チームの業務を**表3-3**に示します．

---------- **文献** ----------

1) Reason J：Human error. Cambridge university press, 1990.
2) 小林寛伊：新版 増補版 消毒と滅菌のガイドライン．消毒・滅菌の基本．へるす出版，pp8-43，2015.

3) WHO：Patient Safety Health care-associated infections Fact Sheet.（http://www.who.int/gpsc/country_work/gpsc_ccisc_fact_sheet_en.pdf）〔2019/03/01確認〕

3 医療・介護における情報管理

i 医療情報とは

　医療情報とは，診療の過程で発生する患者や医療施設の情報，医学知識など医療に関する情報の総称で，多くの個人情報が含まれています．具体的には，診療録や診療諸記録（検査データ，画像データ，手術記録，看護記録，退院時サマリなど），調剤情報，診療報酬請求書（医療および介護のレセプトデータ・DPC データ），健診情報，ゲノム情報，健康情報（個人が日常的に記録している体重や血圧，食事内容，運動）などがあります．また，医療情報の形態はテキスト情報（文字や文章）だけでなく，コード情報，数値情報，音情報，波形情報，画像情報など多種多様です．

　医療情報の利用には，一次利用と二次利用があります．一次利用とは，情報を本来の目的である診療のために利用することです．よって情報の収集に患者の同意は必要ありません．一方，二次利用は公益（医療機関の経営管理，医学研究，行政，医学教育など）のために利用することです．本来の目的以外の活用となりますので，情報の収集および利用には患者の同意やデータの匿名化などが必要となります．

ii 個人情報とは

　個人情報とは，①生存する個人に関する情報であって，②氏名，生年月日等により特定の個人を識別することができるもの，または③個人識別符号が含まれるものをいいます（個人情報保護法[1]）．

　個人識別符号とはマイナンバーや医療保険・介護保険の被保険者番号，住民票コード，医療機関の患者 ID，顔や虹彩，声紋，歩行態様，手指の静脈，指紋などのデジタル情報，DNA の情報などが含まれます．個人情報保護法は生存する個人の情報のみを対象としていますが，厚生労働省個人情報保護委員会の「医療・介護関係事業者における個人情報の適切な取扱いのためのガイダンス[2]」は，死者の情報も保護の対象としています．

　平成 29 年改正個人情報保護法[1]では，不当な差別や偏見が生じることがないように特に配慮を要する個人情報についての定義が新設されました．これが要配慮個人情報です．医療，介護分野における要配慮個人情報には，病歴，健康診断等の結果，心身の機能障害等，診療・調剤情報などが挙げられ，その他に人種，信条，社会的身分，犯罪歴なども含まれます．

iii 医療・介護における個人情報の保護と取扱いルール

　医療や介護における個人情報の保護や個人情報の適切な取扱いのルールは，「個人情報保護法[1]」と「医療・介護関係事業者における個人情報の適切な取扱いのためのガイダンス（厚

生労働省個人情報保護委員会)[2]」に規定されています．以下に，理学療法士や作業療法士が知っておくべき個人情報の保護と取扱いのルールを抜粋します．

◆個人情報の利用目的の特定と公表・通知

原則として，個人情報を取得するときは利用目的の範囲を特定し，あらかじめ本人に対してその利用目的を明示して同意を得なければなりません．

医療施設で個人情報を取り扱う場合は，通常の業務で想定される利用目的の範囲を特定して，院内掲示によってあらかじめその利用目的を公表する必要があります．また，取得した個人情報は，特定した利用目的の範囲内で利用する必要があります．公表した利用目的の範囲以外で個人情報を利用する場合は，あらためて本人にその利用目的を通知しなければなりません．

◆安全管理措置

保有する個人情報の漏えいなどの防止のために必要な安全管理措置を講じなければなりません．また，業者・委託先に対して安全管理を徹底する必要があります．

◆第三者への提供の制限

個人情報を本人の事前同意を得ずに，第三者に提供することは禁止されています．ただし，法令に基づく場合や「第三者」に該当しない場合※などは，本人の同意がなくても個人情報を提供することが認められています．

また，第三者への情報提供のうち患者の傷病の回復等を含めた患者への医療の提供に必要であり，かつ個人情報の利用目的を院内掲示などにより公表している場合は，患者から不同意の意思表示がなければ，患者の黙示による同意が得られたとする場合があります．例えば，他の医療機関宛に発行した紹介状等を本人が持参する場合や他の医療機関からの照会に回答する場合，家族などへ病状説明する場合などがあります．

◆個人情報の開示，訂正，利用停止の要求への対応

患者本人から本人の個人情報の開示の請求を受けたときは，書面の交付もしくは患者本人が同意した方法で遅滞なく本人に開示しなければなりません．診療記録の開示手続きは，「診療情報の提供等に関する指針」で規定されています．

また，患者本人から本人の個人情報の訂正，利用停止，第三者への提供の停止の請求を受けた場合で，それらの請求が適正であると認められるときはこれらの措置を行わなければなりません．

◆苦情処理体制の整備

個人情報の取り扱いに関して苦情があった場合，適切かつ迅速に対応に努めなければなりません．また，苦情の適切かつ迅速な対応を行うにあたり，苦情受付窓口の設置や苦情対応の手順を定めるなどの体制を整備する必要があります．

※「第三者」に該当しない場合とは，検査等の業務を委託する場合や外部監査機関への情報提供（日本医療機能評価機構が行う病院機能評価等），個人情報を特定の者との間で共同して利用することをあらかじめ本人に通知等している場合（病院と訪問看護ステーションが共同で医療サービスを提供している場合等），同一事業者内で情報提供する場合などを指す．

iv リハビリテーション科(室)で行う個人情報の管理

　個人情報の安全管理は，刑法等で定められた医療専門職に対する守秘義務等や個人情報保護関連各法（個人情報保護法，行政機関個人情報保護法及び独立行政法人等個人情報保護法）に規定された安全管理・確保に関する条文によって法的な責務として求められています．守秘義務は医療専門職や行政機関の職員等の個人に，安全管理・確保は個人情報取扱事業者や行政機関の長等に課せられた責務です．

◆組織的な個人情報の安全管理[3]
- 個人データの取扱いに係る規則の整備と運用（情報や情報端末の外部持ち出し等）
- 個人データの取扱状況を確認する手段の整備
- 事故または違反への対処

◆物理的な個人情報の安全管理[3]
- 個人データを取り扱う区域の限定
- 入退室の管理
- 機器及び電子媒体等の盗難等の防止
- 電子媒体等を持ち運ぶ場合の漏えい等の防止
- 個人データの削除及び機器，電子媒体等の廃棄管理

◆技術的な個人情報の安全管理[3]
- アクセス権限の管理
- アクセスの記録（アクセスログ）
- ネットワーク上からの不正アクセス
- 離席の場合のクローズ処理等を施す（クリアスクリーン：ログオフあるいはパスワード付きスクリーンセーバー等）．

◆人的な個人情報の安全管理[3]
- 雇用及び契約時に守秘・非開示契約を締結すること等による安全管理
- 定期的に従業者に対する個人情報の安全管理に関する教育訓練
- 従業者の退職後の個人情報保護規程を定める

【参考文献】

1) e-Gov法令検索：個人情報の保護に関する法律．(http://elaws.e-gov.go.jp/search/elawsSearch/elaws_search/lsg0500/detail?lawId=415AC0000000057)〔2019/03/01 確認〕
2) 厚生労働省 個人情報保護委員会．医療・介護関係事業者における個人情報の適切な取扱いのためのガイダンス．2017．(https://www.ppc.go.jp/files/pdf/iryoukaigo_guidance.pdf)〔2019/03/01 確認〕
3) 厚生労働省：医療情報システムの安全管理に関するガイドライン 第5版．2017．(https://www.mhlw.go.jp/file/06-Seisakujouhou-12600000-Seisakutoukatsukan/0000166288.pdf)〔2019/03/01 確認〕
4) 総務省：法制度の紹介．(http://www.soumu.go.jp/main_sosiki/gyoukan/kanri/horei_kihon.html)〔2019/03/01 確認〕

第4章

キャリアパスの紹介

　近年，理学療法士・作業療法士の活躍の場が想像以上に広がっています．しかし，療法士の養成施設では積極的なキャリア教育はほとんど行われていません．そのため，なんとなく大学院への進学を試みたり，自分の進路に悩んだ若手の療法士がやみくもに起業して失敗したり，将来の目標が定まらず転職を繰り返している療法士が少なからずいます．

　様々な分野で活躍している先輩療法士が自分の目標に向かってどのように仕事に取り組んできたのか，また自分が目指した領域でどのようにステップアップしてきたのかなどの経験を聞くことは，将来の目標設定や夢の実現において貴重な情報になると思います．

　第4章では，新進気鋭の療法士9人のキャリアパスと現在のポジションにたどり着くまでのエピソード（苦労や失敗，努力，後悔，葛藤など）を紹介します．

世界で活躍する
国際派理学療法士

諸谷 万衣子
（Nexus motion）

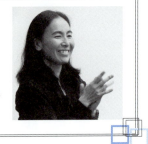

1 ― こんな仕事をしています

① 現在，従事している仕事

　私の今の仕事はいくつかあります．1つ目の仕事は，ロサンゼルス郊外にある外来のクリニックで週30～40時間，整形の患者さんを治療します．アメリカではPTに開業権があるのでクリニックのボスはPTです．州によって法律は違いますが，アメリカの多くの州では医師がPTのクリニックを経営することは違法とされています．クリニックには私を含めPTが6名とPTA（physical therapist assistant）が1人，そしてPT1人につきエイドが1人ずつ働いています．患者さんの多くは慢性の腰痛，肩や頸部痛，股関節や膝関節の疾患をお持ちで，手術後の患者さんや，労災で来られる消防士・警察官などの患者さんも多く診させていただきます．2つ目の仕事は，母校セントルイスのワシントン大学の運動系クリニカルフェローシップの指導です．毎月2～3回，フェローが私の勤務しているクリニックに来られ，臨床教員としてフェローが行う患者の評価と治療の指導をします．学生さんの研修を指導する時よりも，奥深いクリニカルリーズニングを明確にしながら診断と治療を決めていきます．自分の説明していることがエビデンスに基づいているのか，最も効率良いパターンであるのか，ということを考えながら指導するので，指導する側も気を引き締めてフェローと患者さんと向き合っています．3つ目の仕事はNexus Motionという教育，翻訳・通訳などを主に行う会社を通して運動系の評価・治療の教育と国際交流に努めています．年に一度，ロサンゼルスでMovement System Seminarという日本人向けのセミナーを企画します．年に数回は日本に帰国し，友人で先輩でもあるロビー・オオハシ先生の講習会の通訳を務めたり，または自分自身の講習会を行ったりします．

② 仕事の良い点と悪い点

　クリニック：様々な年齢・経験・人種・価値観の違う患者さんと日々接しながら，その人に合った指導を行い，痛みの原因や予防の方法をその人にわかりやすく説明する課題があること，そして患者さんが良くなっていく段階を目で確認できることは幸せです．患者さんがされている仕事・趣味・スポーツについて学ぶことで，それに関する動きについて勉強できる機会にもなります．ただし，1日に18～20名ほど患者さんを治療するので，気をつけなければ電子カルテが溜まってしまいます．特にフェローの臨床教育を行う日は，フェローの評価と指導に時間をかけているので，どうしてもカルテの方は後回しになってしまいます．

　Nexus Motion：どんな会社であっても，従業員ではないことは良いように見えるかもしれませんが，クリニックに出勤していない日は自制との戦いです．自分がスケジュールを決めて，それを全てクリアするかしないかは自分次第です．講習会が年に何度かあるスケジュールなので，イベント開催中や直後は熱意のある専門家たちに囲まれて逆に自分が皆さんからエネルギーをいただきます．そ

私のキャリアパス

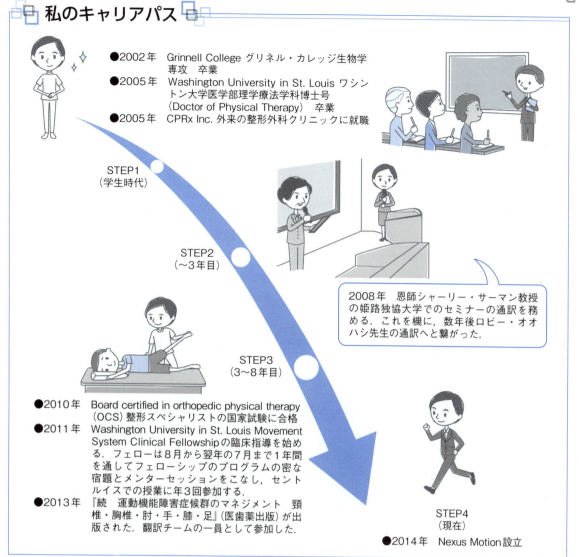

ういう時は，セミナーまでの準備期間の大変さやスライドをわかりやすくエビデンスもつけて発表できるように作成することの難しさなどは吹っ飛び，頑張った甲斐があったと感じます．

③ この仕事には，どのような人が向いているか

アメリカでPTとして働くためには，まずアメリカのPTの国家試験を通る必要があります．カリフォルニア州では国家試験および州の法律に関する試験にも合格しなければいけません．語学力はもちろんのこと，大学4年間と大学院3年間という長い期間をかけてPTになれるまでには学費と生活費がかかります．学生の頃，ずっと学費をサポートしてくれた両親に感謝です．また，アメリカで働くためにはワークビザあるいは永住権が必要です．PTになりたての当時，移民法専門の法律家にお世話になりました．

海外でPTとして長く楽しくキャリアを続けるには，好奇心，勉強好き，そして人と多様な文化に強く関心を持つクオリティーが不可欠です．これは日本で活躍するのに必要なクオリティーと同じだ

第4章 キャリアパスの紹介

と思います．大学院の私の恩師たちは何十年の経験を持っているにも関わらず，常に勉強されています．シンプルなことに対しても常になぜ？という疑問を持ち，そこから見出される答えがまた次の好奇心につながります．通訳や翻訳をするには，どちらの言語と文化も理解しているからこそ参加者や読者にわかりやすく内容が伝えられると思います．言語（英語，スペイン語，タガログ語，マレー語などなど）を勉強する際にその国の文化も勉強できます．文化的な背景を含めて通訳や翻訳をできることは世界のみんなを繋げられる機会です．

2 ─学生時代，そしてPTとしてのスタート

① 学生時代の趣味・関心，考えていた将来

学生の頃，運動のパターンを変えることによって痛みが軽減することを目の当たりにしたのが，MSI（運動系機能障害症候群）をさらに追求したいという情熱を抱いたきっかけでした．幸い，恩師たちにも恵まれていました．PTの学生だった頃，自分にしかできない仕事は何なのかと考えた時，日本とアメリカの言語と文化を理解していることが取り柄だと気づき，常に恩師たちとは頻繁にコミュニケーションを取らせていただきました．サーマン先生の日本での通訳，および彼女の教科書の翻訳のお手伝いをさせていただいたことも，自分のステップアップに強く繋がっていました．

② 卒後すぐに従事した仕事について

外来の整形外科クリニックではMSIのシステムが最も使いやすい環境であったこと，と言いたいところですが，アメリカに合法的に在住するためにワークビザをスポンサーしてくれる雇用者をまず見つけることを最優先しました．幸い，勤務したクリニックのみんながMSIを勉強したい素晴らしい環境だったことはラッキーでした．大きな病院ではなく，小さなプライベートのクリニックを選択した理由は，クリニックのボスが人間関係を非常に大切にしている雇用者だと感じたからです．"初診で全ての検査を終えることよりも，患者さんに信頼される関係をまず作れ"というアドバイスをボスからいただきました．卒後，いずれは自分もクリニックを開業したいという願望を持っていました．そんな私の夢も承知でボスは日本人の私を快く雇ってくれました．私の家族とも言えるCPRxファミリーです．

3 ─転機にまつわるエピソード

① 通訳との出会い

臨床を始めて3年目でサーマン先生の通訳を務めるという大役をいただきました．きっかけは高間省吾先生との出会いです．私がまだ大学院3回生だった頃，セントルイスまでわざわざ日本から理学療法士の方が講習会に参加されることを聞き，ぜひこの日本人の先生にお話を聞かせていただきたいと思いました．空港からの行き来，解剖室へのご案内，夕食中も話は尽きず，自分の日本語の医学用語の知識の無さに悔しさを感じたことは忘れません．高間先生に頼まれて，サーマン先生に日本でセミナーをしてほしいと勇気を出して2人で頼みに行ったことが昨日のように感じます．当時，まだサーマン先生に名前もちゃんと発音してもらえていなかった学生の身でしたが，快く"2年後なら大丈夫よ"と引き受けてもらい，しかも私が通訳をすることが前提でした．就職してからは，CPRxで患者を治療した後，夜は家に帰って高間先生が送ってくださったMSIの黄色い教科書と英語のMSI

92

の教科書と照らし合わせて，日本語の専門用語の勉強に没頭していました．しかし，辞書を引くにも漢字の読み方がわかりませんでした．当時，電子辞書をまだ持っていなかったので，机には英語と日本語の医学辞典，漢和辞典，英語と日本語の運動学の教科書などが山積みでした．通訳するには漢字の読み方も把握していないと何も始まらないので，まず漢字1文字ずつ漢和辞典で調べてから医学辞典で意味を調べ，英語と照らし合わせて用語を覚えるという作業でした．辛かった時期でしたが，サーマン先生のメッセージを正確に伝えるという大切な仕事を考えると，頑張るエネルギーが湧き上がってきました．たくさん勉強したのにも関わらず，本番では矢状面を"ヤジョウメン"と言ったり，足関節の部分の筋群の名前がすっと出てこなかったりと，大勢の先生方の前で恥ずかしい思いをしましたが日本のPTと繋がることができた最初の大切な経験でした．

② Nexus Motion の始まり

2010年にサーマン先生の Movement System Impairment Syndromes of the Extremities, Cervical and Thoracic Spines (Elsevier) が出版されてから約3年間，その教科書の翻訳をさせて頂きました．通訳の訳すリズムと教科書の翻訳の語調が違うことを私が把握していなかったのは，監修の鈴木勝先生から返信されてくる真っ赤な校正付きの草稿で一目瞭然でした．それも翻訳に関する大切な勉強の一部でした．当時は自分の顔も真っ赤になっていましたが，今思い返すと懐かしい思い出です．私が翻訳の初心者だったせいでお世話をかけてしまった鈴木先生に感謝です．

2012年から毎年通訳として日本に行けるのは，大学院の先輩のロビー・オオハシ先生のお陰です．室伏広治選手や錦織圭選手のPTとして知られる方です．クリニックで臨床は続けながら，年に数回日本への出張と家での翻訳をしているうちに，クリニックを開業することよりも自分は教育・通訳・翻訳の方に情熱を持っていることに気づきました．学生の頃考えていた，自分にしかできない仕事はこれだと感じ，Nexus Motion が誕生しました．

③ 後　悔

翻訳の際，辞書や教科書が山積みの状態で必死になっていた時期がありましたが，早い段階でステッドマン，医学大辞典，漢和辞典など全てがまとまっている電子辞書を購入するべきでした．これを使い始めて効率的に仕事が進みました．

4 ─自分の将来に悩んでいるセラピストへ

あなたはどうして理学療法士になろうと思いましたか？キャリアの進路で悩んでいる時は，まず原点に戻ることです．自分の仕事の中でどんなことに情熱を持っていますか？私の場合は，臨床，教育，通訳・翻訳でした．自分が情熱を持っている分野で活躍している先生たちを見出し，必死になってアドバイスを頂き，時間を一緒に過ごしてもらいます．私のこれまでのキャリアパスはサポートしていただいたメンター（大切な指導者）たちのお陰です．メンターを探すことはまず自分の情熱を把握することから始まります．その情熱から生まれてくる目標を達成するために，努力をすることは当然のことです．どの分野で活躍されている人を見ていても，努力なしでそこまで到達できません．でも，好きだからこそ汗も涙もかまわず頑張れます．海外で活躍したいと考えている人は，語学力をつけることから始めましょう．テクノロジーを使って，ネイティブの人と毎日・毎週会話をしたり，留学をしたり，他国の文化を吸収しましょう．

知能発生の原理を求めて計算科学と赤ちゃんを繋げる理学療法士

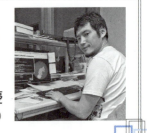

金沢 星慶
(東京大学大学院情報理工学系研究科知能機械情報学専攻)

1 — こんな仕事をしています

① 現在，従事している仕事

私は現在，東京大学大学院情報理工学系研究科・知能機械情報学専攻・知能システム情報学研究室にて特任助教として働いています．私以外は医学系の教職員はいませんが，掲げるテーマは「実世界における形態，運動，構造，機能に関する情報学を統合し，自然や人間と調和する知的な機械情報システムを創造的に構築することを目的とした教育・研究」[1] で，科学技術を実世界で利用するという点で医学や健康科学とは親和性が高いと感じています．専攻全体ではいわゆる人工知能（深層学習等の機械学習）やヒト型ロボット，ARやVR等の研究/開発が中心ですが，所属研究室では特に，人間の心や振る舞いの発生原理の解明や真に知的に行動するシステムの実現を目指しています[2]．私自身は「ヒトが知能を獲得する過程＝発達」を解明する目的で，胎児期から乳児期の運動/感覚を再現する身体シミュレータや脳活動を生成する大規模脳シミュレータの開発とその応用に携わっています（図1）．発達や

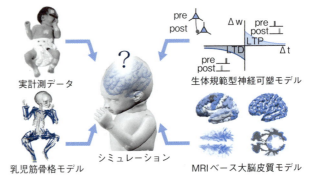

図1 脳/身体シミュレーションによる発達過程の解明

その障害発生のメカニズムなどの理論的背景の追求が主な目的ですが，将来的には発達期のリハビリテーションにおける治療効果のシミュレーションなどの応用にもつなげたいと考えています．

基本的な仕事内容は研究プロジェクトの提案とその遂行，研究費の獲得や成果発表（論文執筆・学会発表）で，物品管理や環境整備といった研究室運営も行います．教育にも一部関与しており，講義や学生の研究指導，研究室配属前の学生を対象とした研究室体験プログラム管理も行います．また，研究室内の教員や研究員，あるいは他大学や他研究機関との連携プロジェクトに参加することもあるほか，研究会や若手の会の運営なども行います．

② 仕事の良い点と悪い点

「趣味＝仕事」といった感覚で生活できているので楽しく過ごすことができ，持ち続けていた疑問を少しずつ明らかにする過程の興奮は形容しがたいです．また，所属研究室の分野が自身の出身分野と異なることもあり，研究室内の議論も常に新鮮かつ刺激的です．学会参加や共同研究者とのミーティングなどの国内外出張も多く，一人旅の楽しみ方を覚えることができたことも良い点かと思います．収入に関しては，私の場合，特別研究員制度の研究奨励金として年収400万円程度でスタートしました．その後の

収入は所属機関や役職で増減しますが，競争率のわりに良い給与とは言い難く，雇用も任期付きとなる場合が多く，高収入や安定性を求める方にはおすすめできません．

③ この仕事には，どのような人が向いているか

新規で独創的な研究が求められるので，新たな知識や技術の獲得は常に必要となります．研究計画立案の際には，テーマだけでなくどのような知識が必要か？ も自分自身で決めるので，探求心や創造性は不可欠と言えます．現状では理学療法士の資格が役立つことはありませんが，医学的知識によって研究アイデアが飛躍的に向上することはよくあります．また，雑務も一定量あるので事務処理能力もそれなりに持ち合わせていないと，自分自身の研究時間の確保が難しくなります．

私のキャリアパス

- 京都大学 医学部 保健学科 理学療法学専攻 卒業
- 理学療法士資格取得

STEP1
（～3年目）

- 京都大学大学院 修士課程

京都大学大学院医学研究科 人間健康科学系専攻 理学療法学講座に進学し，2年後に人間健康科学修士修了．修士論文のテーマは「新生児における大腿四頭筋成長の観察」．

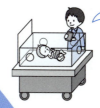

京都大学大学院医学研究科医学系専攻 発達小児科学講座 博士課程に進学し，4年後に博士（医学）取得．大学附属病院の小児科新生児集中治療部に所属し，周産期医療や胎児期〜新生児期の発達を学んだ．博士論文のテーマは「新生児運動時における大脳皮質由来の筋活動について」．また，特別支援学校における文科省の研究事業に外部専門家として参加した．

STEP2
（3～6年目）

- 京都大学大学院 博士課程
- 京都市内特別支援学校 外部専門家（文部科学省研究事業）

大学院時代の後半から，日本学術振興会による特別研究員に採用され，研究の自由度が拡大した．研究テーマは「早産児を対象とした運動発達障害/遅滞の予測：皮質脊髄路の成熟に着目して」．自由に研究会に参加出来るようになり，幅広い分野の学生，研究者との交流を経験した．他大学にて人間発達学の講義を担当していた．また，生理学研究所にて半年ほど霊長類を対象とした研究を経験した．

- 四條畷学園大学 非常勤講師
- 日本学術振興会 特別研究員DC2
- 生理学研究所 特別共同研究員

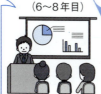

STEP3
（6～8年目）

- 日本学術振興会 特別研究員PD
- 東京大学大学院 特任助教

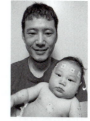

STEP4
（9年目～現在）

博士取得後，東京大学大学院情報理工学系研究科 知能情報システム研究室にポスドク研究員として配属．研究テーマは「運動発達障害/遅滞の機序に対する構成論的解明：シミュレーションと神経生理学の融合」．学振研究員の採用期間終了後は特任助教として同研究室に所属し，一部教育にも参加している．

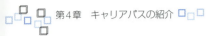

2 ― 学生時代，そしてPT/OTとしてのスタート

① 学生時代の興味・関心，考えていた将来

　学部2年生頃から，有効性の高いリハビリテーションとは何か？について考えており，発達期から早期介入すれば効果が出やすいだろうと短絡的に考え，小児期，特に新生児期からの早期介入に目を向けていました．同時期から，小児リハビリテーションに関する教科書や書籍には正常発達を意識させられる記述が多い一方で，そもそも正常発達とは何なのか？が明らかでないことに違和感を覚えていました．この違和感は少しずつ具体的な疑問に変容して，現在の仕事(研究テーマ)に直接的につながっています．

　臨床実習で小児施設に配属した際に，自身の希望を伝えたところ，重度の肢体不自由が予想される生後3ヶ月児を担当させていただきました．それまで期待していた早期介入による効果はほとんど実感できず(数年後に確認したところ実際に重度の肢体不自由だった)，手も足も出せない無力感に苛まれたことを覚えています．一方で，そのような患児でも，コミュニケーションや身体運動が回復する可能性を信じていて，治療につながるような周辺メカニズムの理解や解明を目指したいと考えるようになりました．このような経緯で3年生終盤には研究の道に進むことを決めており，現状では，そのような治療への実現に少しずつですが近づいているように感じています．

② 卒後すぐに従事した仕事について

　最も早期からの治療を学ぶため，卒後すぐ修士課程に進学するとともに，のちの指導教官に申し出て，新生児集中治療部(NICU)に出入りするようになりました．NICUでの介入にあたっては，呼吸/循環生理を学んだ上で，大学病院内や他病院の先輩PTにお願いして評価法や介入法などを指導いただきました．当時は医師や看護師からの排痰やポジショニングの要望が多く，呼吸リハや発達促進，退院後の発達支援などに関わっていました．この頃，過去のカルテ情報や検査情報を抽出し，これらの介入効果を検証した結果，明らかな効果が確認できず，NICUでのリハビリ介入の問題点を考えるようになりました．

3 ― 転機にまつわるエピソード

① 発達小児科学講座への進学（周産期・新生児医療の全貌を知る）

　私にとって一つ目の大きな転機は発達小児科学講座への進学でした．小児施設での実習やその後の経験を通じて，新生児・乳児の病態やその治療について根本的な理解不足を痛感しました．各病態に至る経緯や詳細な治療方針，そのメカニズムを深く理解する必要があると感じ，リハビリテーションに限らず大局的に周産期・新生児医療を学ぶため，小児科NICUに大学院生として所属することを決めました．私以外は全員医師の研究室で，臨床研究も基礎研究も並行する研究室だったので期待通り幅広く学ぶ機会を得ることができました．初めの2年間は研究の傍ら，朝から晩まで病棟に居座り，日々の回診や申し送り，当直，ドクターカンファレンスや病棟カンファレンスに参加しました．NICU内で行われる治療・管理の詳細や方針決定の考え方，医師や看護師の責任の重さを肌で感じるとともに，リハビリテーション処方前に生じていたイベントの大きさを痛感しました．意外な発見として，NICUの集中治療/管理にお

いても新生児・早産児の中枢神経系の機能的評価は発展途上で，行われる治療が発達予後に与える影響は把握困難であった点があります．その打開策を考える過程で，より基礎的な研究に重要性を感じるようになりました．

② 情報理工学分野での活動（分野の広がり）

二つ目の転機は現在の職場，情報理工学系研究科の学生（当時）との出会いです．

幸運にも大学院の博士課程後半から日本学術振興会の特別研究員に採用され，学生の身分を持ちつつ月20万円の研究奨励金と研究費年間100万円程度を与えられるようになりました．独立して研究できるほどの金額ではありませんが自分自身で研究費が使用・管理できるようになり，研究の自由度が上がるとともに様々な学会に参加するようになりました．自身の専門領域だけでなく，神経科学や生理学，疫学，医療工学といった他分野の研究者との交流が一気に広がりましたが，異分野間の交流には多角的な視点と多くの基礎知識が必要であると感じ，この時期に色々な知識の吸収と応用を身に付けたように感じます．

様々な研究会に参加する中で，情報理工学系の学生と出会い，彼のアイデアに魅力を感じ，教授への紹介と議論の機会を得たことが，現在の職場への配属につながっています．この配属の際も運よく日本学術振興会の特別研究員に採用され，教授の寛容な指針のもと3年間は自由に過ごすことができました．初めの1年は分野転向に伴う知識拡充（プログラミングや機械学習，計算論や複雑系など）に時間を割くことができましたが，配属直後は研究室内の議論も理解が追いつかないことも多く，本当に苦労したのが正直なところです．ある程度理解が進んでからは分野融合を実践しながら，発達とは何か？が追求できています．

③ 後　悔

二つ目の転機である博士課程での研究員応募では二度の不採用を経験していて，この時期は少し先の見通しに不安を感じることもありました．申請した研究計画の論理性や説明力の不足が要因と考えていますが，学部・修士課程の早い段階で「学問／科学とは何か？」という議論を積んでおけば回避できたように思います．現在の所属研究室の学生達が嬉々として学問に励む姿を見ると，早い段階で多様な議論に臨むことが重要だったのだと後悔しています．

4 ― 自分の将来に悩んでいるセラピストへ

本稿を書くためにこれまでの出来事を振り返りましたが，私自身は相対した疑問を払拭しうる道を進んだだけで，先を見通して進路を決めていた訳ではないように思います．偏に早い段階で自分の興味に合った問いと出会えていたからであり，研究の道を考えている方には，できるだけ早い段階で多様な知見や問題と接して自分自身が楽しめる問いに出会える機会を増やしてほしいです．研究者のキャリアパスは個別性が高い上に，私自身はまだ駆け出しなので正しく有益な情報を紹介できたか不安ですが，私の経験から，「現時点での知識や環境に囚われず，また，困難や苦労を恐れずに，大胆な方向転向や選択肢拡大が現状打開のカギになることがある」ということが伝われば幸いです．

文　献

1) 東京大学大学院情報理工学系研究科：〈https://www.i.u-tokyo.ac.jp/edu/course/m-i/index.shtml〉〔2019/03/01 確認〕

2) 東京大学知能システム情報学研究室：〈http://www.isi.imi.i.u-tokyo.ac.jp〉〔2019/03/01 確認〕

地域で若い障害者や難病，重症児と関わる起業作業療法士

茂木 有希子
（株式会社ハート＆アート）

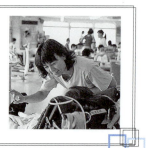

1 ― こんな仕事をしています

① 現在，従事している仕事

　私は2011年11月に株式会社ハート＆アートを設立し，代表取締役として施設を経営・運営しています．実務的には，介護保険法に基づいた通所介護（リハビリ＆デイサービス ダイアリー）と児童福祉法に基づいた児童発達支援事業・放課後等デイサービス（チルドレンズ・リハステーション ダイアリー）という2つの施設の中で作業療法士，管理者，生活相談員，人事担当というさまざまな役割を兼務し働いています．

　会社全体のマネジメントはもちろんですが，現在は，通所介護施設にほぼ席を置き，日中の8割以上は作業療法士，生活相談員として臨床に携わり，あとの2割は管理業務や対外業務，営業終了後からは人事関係，経理関係などの事務的な仕事に追われる日々です．

　通所介護施設は，一日の定員38名で職員は非常勤も合わせるとOT9名，PT4名，ST1名，介護士6名，看護師4名，その他9名の33名が勤務しています．児童発達支援・放課後等デイサービスは重症心身障害児を対象としており，一日の定員は5名で職員は非常勤も合わせるとPT4名，看護師2名，保育士2名の8名が勤務しています．

　一般的な通所介護施設に比べてセラピストの人数を多くしているのは，地域で居場所や行き場所の少ない方々の身体面のみならず生活課題に向き合い，それを共に考えることで，少しでも長く，よりその人らしく在宅生活を送ることを考えていくためです．私も多い日には一日に8名の利用者の方々の個別機能訓練を行っています．1日7時間の利用時間の中で1人につき40分の個別機能訓練の時間を設け，生活の様子をうかがいながらそれぞれの課題を行います．利用者の中には，退院後すぐに利用される方も多く，40〜60歳代の男性の利用が多いため，元の職場への復帰に関わったケースも何件かあります．ですから，訓練内容は施設内に留まらず，バスや電車の乗降，会社までの往復，スーパーでの買い物など屋外で実施する場合もあります．個別機能訓練以外には，私自身も朝夕の送迎を行い，利用者の方々のご自宅を回ります．

　夕方の送迎から戻り対外業務がない場合は，職員の給与計算や人事労務管理，利用者の請求業務などを他の職員と協力しながら行っています．

② 仕事の良い点と悪い点

　対人援助職であり，難病や若い障害者の方々が多い施設のため，前日にどんなに一日の流れを詳細にシミュレーションしても予定通りにはいきません．そして，その日に会ってみないと様子もわかりません．さらに，その日に勤務する職員によっても施設の雰囲気が変わります．この利用者と職員の化学反応こそが，醍醐味であり，ワクワクする部分でもあります．

　そして，何より，「障害，病気」というキーワードが共通しているだけで，さまざまな年齢，職業，

地域で若い障害者や難病，重症児と関わる起業作業療法士

私のキャリアパス

- ●大学卒業後，教員免許取得．養護学校（現，特別支援学校）非常勤指導員として勤務．障害児教育の知識だけでは障害児に関わることが難しいと感じ，作業療法士を目指す．
- ●結婚後，専門学校社会医学技術学院夜間部卒業
- ●作業療法士資格取得

STEP1（～1年目）

- 実習地であった天草病院の雰囲気やボバース法に惹かれ，希望だった小児領域を後回しにして就職．勤務1年目で第1子出産のため退職．
- ●リハビリテーション天草病院勤務

- 第1子出産後半年で復帰．
- 介護保険制度創設前，認知症という言葉もない時代に，多くの認知症の方々へのリハビリテーションと在宅での看取り，在宅復帰率98％という取り組みを行う施設にて多くのことを学んだ．
- 第2子，第3子を出産．第2子は産前1ヶ月，第3子は産前1週間前から産休．施設内の託児所のお陰で2人とも生後3ヶ月で復帰．

- ●介護老人保健施設しょうわ勤務

STEP2（2～13年目）

- ●日本作業療法士協会制度対策委員会保険対策部
  介護保険制度下の作業療法士の実態を把握し要望書作成．
- ●埼玉県立大学，首都大学東京，文京学院大学，東京YMCA医療福祉専門学校　非常勤講師（専門科目：地域リハビリテーション，老年期作業療法）

- ●埼玉県立大学院保健医療福祉学研究科修士課程
- 第3子が4歳の頃，大学院に入学．3年掛けて修士論文「高齢者が語るライフストーリーと「残りの人生で行いたいこと」の関係性」を提出．

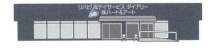

STEP3（13～15年目）

- ●株式会社ハート＆アート設立
  41歳の時に，会社設立．4人の社員でスタート
- ●リハビリ＆デイサービス　ダイアリー開設
  40歳からの若い障害者，難病などの方々を中心とした通所介護施設を開設
- ●チルドレンズ・リハステーション　ダイアリー開設
  1～18歳までの肢体不自由児を対象とした児童発達支援事業・放課後等デイサービスを開設．開設後1年で重症心身障害児型施設に変更

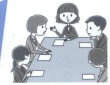

STEP4（16年目～現在）

- ●日本作業療法士協会　生活行為向上マネジメント指導者
- ●埼玉県作業療法士会地域包括ケア推部部長
- ●埼玉県作業療法士会　副会長

人生の方々と出会うことができることこそが自分の価値観を拡げてくれます．

逆に，日々イレギュラーなことが起こる現場，自分の関わり方一つで対象者の生活が変わってしまうかもしれない責任，対象者によってコミュニケーションの内容や方法を変えていく技術が求められるという，「感情労働」であり，対象者との関わりによって大きなストレスを抱える場合もあります．

職員の年収については，弊社の場合は新卒のセラピストに対しては年収360万円程度からスタートしています．その後は，経験や役職，社内評価によって年収は変化していきますが，年収450万円から550万円程度が多くなっています．他の施設では年収1,000万円を超えるセラピストもおり，会社によって給与の考え方は大きく異なる事業です．

③ この仕事には，どのような人が向いているか

「人」が好き，「人と関わること」が好き，枠に囚われない臨機応変な動きが苦でない人は，楽しん

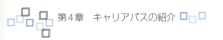

で仕事をすることができます．

　病院の中で機能面を中心にボトムアップ的な関わりをするスペシャリストとしてのセラピストに対して，地域では生活課題を解決するというトップダウン的な関わりをするジェネラリストとしてのセラピストが求められます．

　たとえ麻痺が残存しても，ここから新しい自分，人生を作っていこうと思ってもらえる関わり，難病であっても失うものばかりに目を向けるのではなく，他者の力，物の力，社会の力を借りながらでも「やりたいこと」ができる生活を一緒に考えていくこと．対象者に対して個別性の高いオリジナリティのある発想ができる人には向いています．

2 ― 学生時代，そしてPT/OTとしてのスタート

① 学生時代の興味・関心，考えていた将来

　私は弟が重症心身障害児だったため，小学生の頃から養護学校（現，特別支援学校）の教員だけを夢見て，障害児教育を学ぶために大学に進学しました．ところが，実際の教育現場に一歩足を踏み入れると，当時はあまりにも先生方に障害に関する知識がなく，接し方や授業などに何とも言えぬ違和感を覚えました．その違和感を取り除くために作業療法という資格を取得し，養護学校に戻ろうと考えていました．大学卒業後すぐに結婚したので，資格取得のためには日中は働き，夜間で学ぶ道を選びました．つまり小児のリハビリテーションを学ぶために，夜間の専門学校に入ったのでした．

　いざ入学すると，作業療法という同じ道を志す夜間の学生は年齢も職業もさまざまで，授業は新鮮で面白く，障害児についてひたすら学んできた大学時代とは異なる刺激的な日々でした．作業療法という分野も今のように高齢者や地域はありませんでしたが，小児，精神，身体障害と幅広く，初めて行った評価実習地で上肢や下肢を切断した方々に多く出会い，筋電動義手を見たときには手を専門とした作業療法士になりたいと思いました．

　4年生の臨床実習では，ボバース法を中心とした脳血管障害の方々のリハビリテーションを学びました．ハンドリングの技術や体の動かし方一つで，姿勢や手の使い方が変わっていく姿に，一種のマジシャンのような印象を持ち，作業よりも徒手的なアプローチに強い興味がわきました．

② 卒後すぐに従事した仕事について

　ボバース法をもう少し深く知りたいという気持ちから身体障害分野での実習地であった病院にそのまま就職する道を選びました．心のどこかでは小児（障害児）分野に携わることを捨てきれず，たまに来る小児の外来も担当させてもらっていました．運動と感覚コントロール，環境との関係など多くのことを教えてもらいましたが，半年もするともっとアクティブでダイナミックな作業や活動をやりたい，関わった方が退院後どんな生活を送っているのかを知りたいと強く思うようになりました．

3 ― 転機にまつわるエピソード

① 介護老人保健施設への転職（認知症，看取りを学ぶ）

　私の作業療法士としての価値観を大きく変えたのは介護老人保健施設しょうわでした．「家で死ぬ」という理念が掲げられ，リハ室も何もない広い空間で高齢者の方々が思い思いに過ごされていまし

た．職員は私服で，職種の線引きはなく，どこで誰が何の仕事をしているのかも把握できないほど，職員たちは縦横無尽に動いていました．作業療法士として雇われても，一体自分は何をすれば良いかが全くわからなかったのです．そんな中，入浴パートの方々から入浴介助の施設内勉強会を依頼されましたが，教科書的な移乗動作を伝えることしかできず，麻痺も重い大柄な男性を裸の状態で一般浴槽に入れる技術など私には全くないことを思い知らされました．それ以外にも，他職種から介護の方法を聞かれても現場の困りごとに答えきるだけの経験も技術もない自分に，最初の1年間は無力感しか感じず，作業療法って何なのだろうか，と真剣に悩む日々でした．そこで得たものは，まずは現場を知ること，現場でそれぞれの職種が何を行っているのかを知ること，その中で作業療法士は対象者の方々に何ができるのかを考えることでした．そして何より，在宅での看取りに同行させてもらい，「病気を診る，障害を見るのではなく，その人の人生を知り，生き様を知り，心を通わせることこそが作業療法である」ということを学べたことが今の私のベースとなりました．

② 難病の方々との出会い

介護老人保健施設は医師を始めとした多職種がそろい，地域の拠点として多くの機能を果たしていました．しかし，神経難病の方々にとっては認知症や脳血管障害の高齢者の方々と一緒の空間は受け入れ難いものでした．

そのような中，訪問先の難病の女性が「私のような難病でも通える地域の居場所を作ってほしい」と言った言葉が私の起業を後押しするものとなりました．

③ 後　悔

地域で起業してからは船頭（医師）のいない船で大海原を突き進んでいるような形です．難病や若い障害者，重症心身障害児を受け入れる施設でありながら，すぐ傍に船頭（医師）はいないのです．ですから，たった1年間で病院を飛び出したことには多少なりとも後悔はあります．もっと，医療の中で作業療法を学んでおけば，もっと違った発想で違った関わりが持てたかもしれない，もっと専門的に関われたのかもしれない，と思うことは時々あります．

4 ― 自分の将来に悩んでいるセラピストへ

作業療法という枠や専門性を追求する前に，作業療法は「人」と関わる仕事であることに向き合ってほしいと思っています．肩書きや制服は自分を守るための道具に過ぎません．支えていると思っていたら，実は自分が一番支えられていることに気付かされます．

地域では，「障害者」や「病気の人」という分け方はナンセンスだと感じます．みなハンディキャップはあっても個性的で魅力的な「生活者」です．魅力を引き出し生きる力を共に身に付けていくこと，それを引き出すことが作業療法であることを理解していれば，分野を問わず，対象者は笑顔になるはずです．もし，壁にぶち当たったら，さまざまな領域で活躍している多くの先輩たちのもとを訪ねることが一番です．誰に認められるかではなく，対象者の生活の変化こそが一番の指標であり，自分自身の原動力になると感じています．

ABC（当たり前のことを，バカみたいに，ちゃんとしよう）実践主義の理学療法士

明日 徹

（医療法人社団天翠会小倉きふね病院リハビリテーション科）

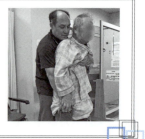

1 — こんな仕事をしています（してきました）

　私は現在，地域の民間病院にて，一兵卒の理学療法士（PT）として，老体に鞭打ちながら臨床業務を行っています．ベテランと言われる年齢（34年目）でありながら，管理職でもなく，若い人たちと一緒に臨床業務を行っています．まさにZeroからの再スタートです（このようになった経緯は後ほど）．

2 — 医師志望がPT養成校へ

　私は2人兄弟の長男として北九州市門司区で生を受けました．私の弟は知的障害（IQ＝0）を有しており，家族で外出すると奇声を発したり，異常行動をとったりするので，いつも周囲から冷たい視線を感じていました．家族での外出がとても嫌だったので，閉鎖的で内向的な性格であったように思います．弟のこともあり，当時の将来の夢は医師になって親孝行することでした．よって，小学校から勉強は頑張り，自分で言うのも恥ずかしいですが，小学校・中学校と成績は優秀でした．高校は第1希望の進学校に合格し，医学部を目指して勉強に励むつもりが，部員が少ない野球部に勧誘され，自分の夢への方向が徐々にずれていったように思います．それでも文武両道を目指し，練習で帰宅が遅くても毎日予習だけは行い，成績もそれなりの結果を残しましたが，共通一次で高得点を取れず（医学部受験は断念），二次試験も失敗し，周りが大学に進学する中，高校の担任から紹介された労働福祉事業団九州リハビリテーション大学校（リハ大）という自分では訳のわからない専門学校に進学し，PTとしての人生を歩むこととなりました．

3 — 栄光から挫折に至るさまざまなエピソード

① 臨床の礎（重症な患者ほどワクワク感）

　平成元年に地元の門司労災病院に異動し（新病院移転），患者は急増するもスタッフの増員はなく，業務多忙にて毎日リハ室内を走り回っていました．脳神経外科医の着任により，中等度から重度麻痺を有し，高次脳機能障害も合併するような脳卒中片麻痺患者が急増し，長下肢装具を装着しての歩行訓練と起立着席訓練の連続でした．おかげで長下肢装具装着での早期歩行（いかに重症な片麻痺患者を歩行させるか）の礎になっています．重症な方をいかに起立させ，歩行させるかがPTの腕の見せ所であり，やりがいであるという私のモットーはこの時が土台になっていると思っています．

　PTの役割は基本動作能力をいかに高めるかだと思っています．そのためには，知識と技術を最大限に駆使し，他職種とチームを組んで目の前の患者（対象者）の予後予測を考慮した適切な治療，再発予防を含めた予防のための運動療法を展開していくことが重要だと思います．

ABC（当たり前のことを，バカみたいに，ちゃんとしよう）実践主義の理学療法士

私のキャリアパス

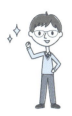

- 医師を目指すも共通一次試験に失敗し，夢叶わず
- 労働福祉事業団九州リハビリテーション大学校理学療法学科入学
- 労働福祉事業団九州リハビリテーション大学校理学療法学科卒業
- 理学療法士資格取得

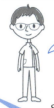

- 労働福祉事業団神戸労災病院リハ科就職

野球（早朝，Sunday League），ボウリング，テニス，スキー，ゴルフ，飲み会などなど遊び三昧の日々．

STEP1（〜4年目）
放浪時代

STEP2（4〜16年目）
臨床家としての礎〜成長期

研究のノウハウを叩き込まれ，理学療法士学会（倉敷）で初発表，成果を『理学療法学』に掲載．WCPT（Yokohama）で英語口述発表，成果を Archives of Physical Medicine & Rehabilitation（APMR）に掲載．
労働福祉事業団平成10年度優秀な研究に対する表彰受賞．
福岡県理学療法士会の活動を始め，多くの方々とのつながりにより，自身の財産となる．

- 結婚（H元年）
- 第1子（H2年），第2子（H3年），第3子（H9年）誕生
- 労働福祉事業団門司労災病院リハ科異動
- 北九州大学外国語学部2部英米学科卒業

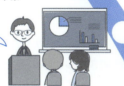

指導者として理学療法業界への貢献を目標に後進育成に尽力するとともに自身の業績・社会活動歴の向上に努める．

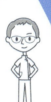

STEP3（17〜26年目）
教育者としての礎〜成長期
学歴取得・社会活動による多忙を極めた時期

- 北九州市立大学大学院修士課程修了（人間関係学修士）
- 福岡県理学療法士会会長就任
- 山口大学大学院医学研究科博士過程修了（医学博士；甲）
- 第43回日本理学療法学術大会準備委員長歴任

STEP4（27〜33年目）
再度臨床家へ
臨床における後進育成時期

- 産業医科大学病院リハ部副技師長
- 第33回九州理学療法士・作業療法士合同学会学会長歴任
- 日本理学療法士協会産業理学療法部門運営幹事就任
- 福岡県理学療法士会会長退任
- 産業医科大学若松病院リハ部へ異動，副技師長
- 長男の結婚（H26年），初孫誕生（H27年）

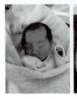

補足：（33年目〜現在）
キャリアダウン（暗黒時代）へ
そこからの脱出期？

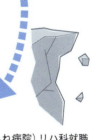

- 産業医科大学若松病院退職（諸事情にて）
- 医療法人社団天翠会松井病院（現小倉きふね病院）リハ科就職
- 再復活の道を目指す

再び臨床家となり，大学病院で臨床・教育・研究の3本柱を実践する理学療法士として，また先輩理学療法士としての若手理学療法士への積極的な教育に尽力するも，その熱意のあまり職場を去らざるを得なくなり，これまでの栄光を全て失い一兵卒の理学療法士となってしまう．今後，再度復活を期して奮闘中である．
理学療法士人生の幕引きをどのようしていくを考えながら，決して"老害者"になることなく後進へ道を円滑に譲れるように潔い幕引きを模索している最中である．

② 学術活動の礎 (医師との出会い)

門司労災病院異動時のリハ科副部長 (整形外科医) の "何でもいいからとにかくやってみよう!" の言葉が, 私の学術活動の始まりであり, また, 当時の某看護師から発せられた言葉 "リハビリの人たちは夜勤も当直もなく, 土日休みで楽ですもんね" が, 私の学術活動の源と言っても過言ではありません. 同時に, 産業医科大学のリハ医が非常勤で来院されていた影響も非常に大きく, その後, 常勤として着任されたリハ医 (T先生) には研究のノウハウを叩き込まれました. データ解析で業務後からPCに向かい, 気がつけば午前4時頃となり, それからいったん帰宅し, また出勤という日もあり, 今となっては良い思い出です. また, 次に赴任されたリハ医 (S先生) には, コツコツ蓄積したデータをもとに学会の抄録を添削して頂いた際に, "これを英文にしたら?" と言われ, 日本語論文を必死に英文に書き換え (S先生の赤ペンだらけの添削), 1999年のArchives of Physical Medicine & Rehabilitation (APMR) に, 自分の論文が掲載された時の感激は今でも忘れません (当時はAir-mailでのやり取りでかなりの時間を要しました). 何より周りの反響が大きく, 産業医科大学病院の先輩PTから, "門司労災にAPMRにAcceptされたPTがいる" とびっくりされ, 事の重大さに気づかされた思い出があります. これにより, 平成10年に労働福祉事業団平成10年度優秀な研究に対する表彰を受賞できたことは, 院内職員に "リハ部署も頑張っているんだ" という印象を植えつけられたと思っています. このように, 節目節目に医師との出会いがあったこと, Activeな諸先輩が近隣に存在したことが, 職場に先輩PTがいなかった私にとって大きかったと思います. 医師との関わりなしでは我々の成長はないと思いましたし, 元来内向きだった私の魂を触発してくれた先輩・後輩PTとの出会いが, 私の学術活動を大きく変えたと思い, とても感謝しています.

若いPTにはとにかく業績を積み上げることを望みます. 臨床と同じくチームでの関わり, そして視野を広げるためには是非大学院に進学することをお勧めします. 理学療法を外部から客観的に見られるような領域で学ぶことができればさらに視野が広がると思います.

加えて, 私が福岡県理学療法士会の地区運営委員から部長, 理事, 会長まで歴任し, 貴重な経験を得られた社会活動への参画もバランスのとれたPTを目指すために必要だと思っています.

③ 直球勝負の熱い後進育成

学生教育も熱心に行いました. 臨床実習を通じて一人の学生を指導するより, 教員となって自分の思いを伝えたいという (思い上がった) 考えで, 母校の専任教員に応募しましたが, 見事に落選しました. その時, 初めて業績ならびに学歴の重要さを知りました〔夜間大学に入学し, その後10年余り (夜間大学4年, 修士2年, 博士4年) の社会人学生時代を過ごすこととなりました〕.

教員への思いが強くなり, 16年間の臨床期間を経て, 平成13年, 麻生リハビリテーション専門学校の教員になりました. 当時, 養成校新設に対する規制緩和が始まった頃だったので, 急増する養成校に赴任したことは, 現場のPTからはかなりの反発もあり肩身の狭い思いをしましたが, それをバネに後進の育成に尽力し, 地域で一番の養成校にするとまたまた思い上がった考えで教員生活に突入したのでした. 幼少時の私を知る人から見ると, とても信じられないと思いますが, 教員時代の私は非常に学生に厳しい教員であったと思います. "患者さんに, 臨床現場に迷惑をかけない", "患者さんのために貢献できる" 人材育成に強い使命感を抱き教員をしていました. おかげで私のことを毛嫌いした学生が多数だったと思いますが, 卒業後, 学会等で再会した際に, あの頃の指導が今はよく理

解できますという言葉を聞くことが教員としての誇りでした．今も私が関わった10期生までの卒業生が多方面で活躍している姿は非常に嬉しく思います．ただ，思い返すと直球勝負でなく，状況に即した変化球を駆使できる教員であれば，自分の将来も大きく変わっていたとの後悔も多少あります．

④ 臨床家としての再スタート（有意義な臨床経験から大きな落とし穴へ）

医学博士（甲）を取得後，門司労災病院時代の上司（S医師）の依頼を受け，教員から再び臨床に戻りました．正直年収は下がりましたが，尊敬する医師のお願いでもあり，私の師匠であるPTの元職場で働けることを意気に感じお引き受けしました．実際，10年間のブランクは大きく，臨床現場では浦島太郎状態でした．診療報酬制度が大きく変更していた点，対象患者の障害の多様化・重篤化，事務作業（電子カルテ操作・多種書類作成等），大学病院特有の医師との臨床研究（ランダム化比較試験等）と並行した臨床業務，その他多くの戸惑いがありました（我が国の養成校の教員も臨床業務を行いながら教育できる環境にならないといけないと思っています）．大学病院に異動後は，当時の教授に，若返った理学療法部門の指導と立て直しを命ぜられ，"大学病院のPTたるもの，近隣，いや県内の見本となるべき"と口酸っぱく言われておりました．自分自身の臨床家としての現場復帰のリハビリテーションも含め，若手の指導，他院からの研修生の指導含め，臨床・研究・教育と多忙な日々でした．私の長所でもありますが，責任感が強い事が災いしたのか，教授からの期待に応えなければと思うあまり，指導に熱が入りすぎたのかもしれません．私は大学病院を追われる事になってしまいました（詳細は省略）．今の時代，多種多様な対応ができる指導者でないと，直球勝負の，単に熱い指導だけでは通用しないことも痛切に感じました．管理職の方には，自分の思いとは裏腹な多種多様な考え方の者がいること，"こうあるべき論"で指導することは，最終的に自分の首を絞めてしまうので，指導方法には十分に配慮することをお伝えしたいと思います．昨今，PTの管理職は，管理業務に追われ，患者を担当しない人が増えています．よって，現場に出向くことがなく，往々にして現場の状況を把握していない方が多いように思います．もっと現場を自分の目で見て，耳で聞いて，空気を感じて，客観的な判断ができるようになってほしいと思います．また，若手の方には，権利を主張することは否定しませんが，その前にまず自身のやるべき義務を果たしてほしいですね．最終的に全て患者さんに反映されるので，自身の努力を怠ってほしくないですね．"全ては目の前の患者さんのために"，私の師匠の言葉です．

4 ― まとめ

順風満帆にPT人生を送ってきましたが，PT人生の最終章を迎える直前の躓きは，本当に悔やんでも悔やみきれません．しかし，同時に「明日戸徹」個人への"真の同志"を知ることができました．これは，自身のPT人生の証であり，お金に変えられない財産を得たこの上ない事実であり結果です．私の今日までのPTとしての人生は決して間違っていません．それは現場で私に関わった同僚・後輩・教え子たちがしっかりと引き継いでくれるものと信じています．他人と過去は変わり（変えられ）ませんが，自分と未来は変わる（変える）ことができると信じて．

私のPT人生に悔いはありませんが，あまりに過激すぎると大火傷をしますので，参考程度にご一読下さい！（笑）

最後に，本稿読者へ"理学療法のABC：A；当たり前のことを，B；バカみたいに，C；ちゃんとしよう"の言葉を贈り本稿の締めとします．

住宅総合メーカーに勤務する
理学療法士

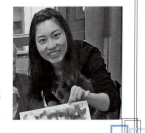

岩隈　彩

（大和ハウス工業株式会社ヒューマン・ケア事業推進部 ネクストライフ事業推進室）

1 ― こんな仕事をしています

① 現在，従事している仕事

　私は大和ハウス工業株式会社ヒューマン・ケア事業推進部に所属しています．当部署は，大和ハウスグループの高齢者事業における様々な取り組みを横断的に推進し，全国の現場支援や新たな事業機会の創出を図っています．

　現在，私は当部署のネクストライフ事業推進室に勤務しており，高度成長期に当社が全国で開発した郊外型戸建住宅団地（ネオポリス）の再生に向けて，産官学民連携で取り組んでおります．主な業務内容は，郊外型戸建住宅団地再生事業とアクティブシニア向けイベントの企画・運営などに従事しています（図1）．

　私自身は理学療法士の経験を活かして，まちに必要な機能やサービスの提供，新しい暮らし方の提案につなげるための住民や関係各所へのヒアリング調査，先進的な取り組みを行っている施設やまちづくりに関係する事例収集・報告書作成などを行っています．

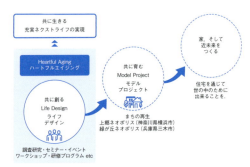

図1　ダイワハウスの活動

② 仕事の良い点と悪い点

　私が従事する仕事の良い点は，医療・介護領域に限らず地域の住民や団体，行政，大学，企業などの，病院勤務のときには出会うことができなかった多職種の方と知り合えることです．さまざまな人との出会いや関わりから，私は仕事を多面的・多角的に考えて取り組めるようになりました．またこれらの経験を通して，広い視点から，医療・介護現場と向き合うことができ，生活者の健康や幸せ，安全・安心なサービスを提供していきたいと考えています．

　一方で，理学療法士としての明確な業務が決まっていないため，具体的な行動については自らが考え，上司に提案することも必要です．専門職としての経験を活かせるようになるためには，長期的な視点で取り組むことが重要です．

③ この仕事には，どのような人が向いているか

　業務により異なりますが，"自分の置かれた立場でできる役割を遂行できる人"が向いていると思います．企業では，役職が多く存在し，それぞれの立場で役割が異なりますので，組織が大きければ大きいほど自分の置かれた立場で役割を果たすことが求められます．その他，部署内だけではなく他部署との関わりも必要不可欠であるため，協調性を有することは重要なことであると感じています．

2 — 学生時代，そしてPT/OTとしてのスタート

① 学生時代の興味・関心，考えていた将来

　理学療法士を目指したきっかけは，投薬や侵襲なく人間本来の持っている力を引き出し，治療できるという点に魅力を感じたからです．学生時代は，どの授業に対しても受け身の学生でしたが，患者様の住環境や生活環境評価については興味を持っていました．理学療法士としての将来像は，学外での臨床実習（総合病院やデイサービス・訪問サービス，小児領域）経験を通じて，多くの疾患への理解を深め幅広い知識や技術を身に付けたいと考え大学病院への就職を決意しました．

② 卒後すぐに従事した仕事について

　三次救急を行っている大学病院で，脳神経外科・脳神経内科・整形外科の疾患を中心に，急性期のリハビリテーション業務に携わりました．DPC制度を導入している病院でしたので，入院患者数は

私のキャリアパス

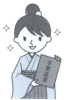

- ●国際医療福祉大学保健学部理学療法学科専攻卒業
- ●理学療法士資格取得

STEP1（～3年目）

- ●順天堂大学医学部附属浦安病院
  リハビリテーション科 理学療法士

順天堂大学医学部附属浦安病院リハビリテーション科に就職．3次救急・DPC制度を導入している大学病院に勤務．医療保険制度の下，脳神経外科・脳神経内科・整形外科・内科疾患を中心に急性期のリハビリテーション業務に従事する．

STEP2（4～5年目）

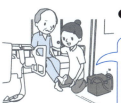

- ●株式会社トータルライフケア
  訪問看護ステーション 理学療法士

トータルライフケア蒲田訪問看護ステーション（東京都大田区）で在宅でのリハビリテーション業務に従事．医療・介護保険制度の下，脳卒中や難病の利用者を中心に担当．在宅での高齢者の生活に関わりながら，老々介護・孤独死など高齢社会の現実を学ぶ．

- ●大和ハウス工業株式会社
  ヒューマン・ケア事業推進部ロボット事業推進室
- ●介護支援専門員取得

大学病院で在院日数が短縮化していく状況や，在宅での高齢者の生活を目の当たりにし，専門職として関わる立場ではなく生活環境を構築していく立場で高齢社会問題に携わりたいと考え転職．保険制度にとらわれないサービス構築のため民間企業を選択．
入社後は，介護福祉用ロボットの営業活動に従事．患者・利用者様に満足頂けるような商品提案をするため販売後のフォローにも力を入れて業務を実施．同時に営業活動を通じて，多くの人脈形成と情報取得を行う．

STEP3（6～11年目）

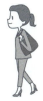

STEP4（12年目～現在）

- ●大和ハウス工業株式会社
  ヒューマン・ケア事業推進部ネクストライフ事業推進室
- ●宅地建物取引士取得

郊外型住宅団地再生事業およびアクティブシニア向けイベント企画を行うチームへ異動．医療・介護現場での経験を活かし「地域包括ケアシステムの構築」を目指し取り組んでいる．

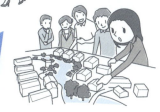

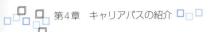

多いですが在院日数が短く，1日に12〜15名の患者様を担当し，毎週3〜5名の退院・新患を繰り返す職場でした．まだ知識や経験のない私にとっては，常に患者様からの要望に追われているような状態で業務を行っていました．

3 — 転機にまつわるエピソード

① 在宅でのリハビリテーション現場への転職

　私は，医療保険制度とは別に介護保険制度を学びたいと考え，訪問看護ステーションへの転職を決意しました．急性期病院では，自宅生活が困難な身体状況であっても治療が落ち着けば退院または転院を勧めなければなりません．退院後の患者様（患者様の家族）がどのように生活をしているのかを自分の目で確認しようと思いました．在宅でのリハビリテーション業務を通じて学んだことは3つあります．1つ目は，専門職として利用者様と対等に接することが必要であるということです．当たり前のようですが，病院では「先生」と呼ばれ，自然と自分のスケジュールや立場が優先される環境であったと気付きました．本当の意味での「患者様第一の医療」に気付けたことは非常に良い経験となりました．2つ目は，リハビリテーションに求められることが，在宅においては「治療」ではなく「re-habilitation」であるということです．私は，転職して間もなく担当を引き継いだ利用者様から苦言を頂いたことがありました．私が施行した理学療法プログラムにより疲労困憊となってしまったとのことでした．高齢者は急激な変化を苦手とすることが多い傾向にあります．治療効果の高いプログラムを一方的に施行するのではなく，専門家として本人や家族のニーズを汲み取りながら，利用者様自身の本来の力を引き出していくよう関わっていくことが求められていると気付かされました．さらに，生活環境や家族環境にも考慮し，利用者様の全体像を把握したうえで共に改善に取り組んでいくことが必要だったのです．3つ目は，1対1での関わりでは解決できないことが多くあるということです．孤独死，老々介護，介護うつ，介護離職など一人の専門職としてだけでは在宅サービスでは対応できない問題をあまりにも身近に感じる機会が多かったのです．

② 一般企業への転職

　私はこのような経験から，深刻化していく超高齢社会で，高齢者がいつまでも元気で健康に過ごすためには，予防や生きがいづくりなどのソフト面と居住環境や施設などのハード面の両面から働きかけていく必要があると考えるようになり，更なる転職活動を行いました．まずは情報収集から始め，転職サイトの登録や数多くのセミナー・展示場に足を運びました．そして一年近くかけてようやく大和ハウス工業を知り，医療・介護の領域とあわせて幅広い事業活動を行っていることに大変興味を持ちました．

　大和ハウス工業では，2008年に新規事業でロボット事業を開始し，ヒューマン・ケア事業推進部が設立されました．2011年に施設向けの福祉・介護ロボットの普及促進のため，全国で数名の理学療法士の採用募集が行われました．私は企業の一般応募をしましたが，偶然にも時期が重なり理学療法士採用枠で採用となりました．採用試験は，一次では書類選考，二次では一次面接と適性検査，三次では二次面接と筆記試験でした．応募してから内定通知を受け取るまでの約3ヶ月間は長く感じたため，採用通知（連絡）が届いたときは心底喜んだことを覚えています．

　転職後の配属先は，本社部門となる営業本部ヒューマン・ケア事業推進部ロボット事業推進室でし

た．当時，私は理学療法士の専門性を業務に活かすことがなかなかできず，他の営業担当同様，ロボットの普及促進のため，担当エリア内での飛び込み営業やTELコール，デモンストレーション実施などを行っていました．販売代理店として，メーカーが開発した商品を医療介護・福祉施設等の現場へ積極的に提案し販売していましたが，現場のニーズをすぐに商品へ反映させることが容易ではなく，その大変さを痛感しておりました．一方で，理学療法士としての経験を活かして，商品を販売した施設職員の気持ちに寄り添い，適応患者様についての助言や，患者様の症状に合わせた操作方法などをより臨床的にアドバイスを行うことができました．そのため顧客満足度の向上を図ることができ，また同時に患者様の笑顔に出会えることが何よりも嬉しい瞬間でした．

　私の転職活動では，成長性があり安定した企業を見つけることにこだわりました．最後まで諦めず，たくさんの企業を調べて自分が納得いくまで活動を続けたことはとても良かったです．

③ 後　悔

　病院勤務の際，医学および理学療法に関する文献抄読を含めもっと勉強をしておけばよかったと後悔しています．臨床経験もなく知識もない状態で患者様を担当していたので，常に患者様のその場の訴えに追われていました．日頃から考える癖をつけること，原因追求をしっかりとすること，優先順位をつけて取り組むこと，研究にも興味を持つことなど専門職として当たり前のことができていなかったと後悔しています．

4 ── 自分の将来に悩んでいるセラピストへ

　現在，世界で高齢化問題が深刻化している中で，セラピストの活躍できる場は拡大していくと感じています．医療介護の業界だけでなく，もう少し広い視点を持って社会の中でのセラピストとしての専門性や役割に目を向けてほしいですし，医療保険や介護保険内で従事することのみが理学療法士ではないと私は考えています．世界理学療法連盟（WCPT：World Confederation for Physical Therapy）は，理学療法士の業務範囲を以下のように規定しています．

＊＊＊＊＊＊＊＊＊＊＊＊＊＊＊＊＊＊＊＊＊＊＊＊＊＊＊＊＊＊＊＊＊＊＊＊＊

Physical therapists help people maximise their quality of life, looking at physical, psychological, emotional and social wellbeing. They work in the health spheres of promotion, prevention, treatment/intervention, habilitation and rehabilitation.

＊＊＊＊＊＊＊＊＊＊＊＊＊＊＊＊＊＊＊＊＊＊＊＊＊＊＊＊＊＊＊＊＊＊＊＊＊

我々，日本で従事する理学療法士の業務範囲は，医療や福祉におけるリハビリテーションに集約されている節がありますが，本来の理学療法という専門性を我が国の社会における課題解決のために役立てるという発想があれば，必ず新しい可能性が見えてくるはずです．また，医療や福祉以外の世界を知ることで理学療法士の魅力も見えてきます．そのためには，普段から新聞やニュースに触れ社会の課題を把握することや，医療・福祉専門職以外の方との出会いも大切です．社会では，「資格」ではなく「経験」が活きると感じています．理学療法士は，臨床での経験により，患者様とのコミュニケーション能力，人の変化に気づく感性，アセスメント能力を得ていると考えます．これは，医療・福祉領域とは異なる企業で従事する際にも必ず活かせる能力です．

　私のこれまでの経験が将来に悩んでいる理学療法士にとって，今よりも広い社会へ一歩踏み出していくきっかけになれば幸いです．

国政に働きかける理学療法士

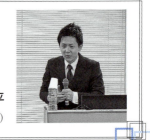

森　周平
（日本理学療法士協会）

1 — こんな仕事をしています

① 現在，従事している仕事

　私は現在，公益社団法人日本理学療法士協会事務局の職能課で主任として働いています．本会は，10万人を超える理学療法士の会員によって成り立つ職能団体です．職能団体の性質上，理学療法士の職域の拡大が大きな存在意義で，事実上，職域拡大に向けた様々な実務を担っているのが職能課です．職能課は現在私含め4人の理学療法士で構成されていますが，私はその管理も含めた「マネジングプレイヤー」として働いています．我々が行っている職域拡大に向けたアプローチとしては大きく分けて保険内，保険外の2種類に分けられます．

　保険内とは，医療保険（診療報酬）や介護保険（介護報酬）の制度に関することです．多くの理学療法士は病院・診療所や介護保険施設・事業所等，これら報酬制度の中で働いています．報酬制度においては理学療法士が実施することに対して単価や要件が設定されており，実施に対する報酬が所属の施設や事業所に支払われることによって成り立っています．診療報酬は2年に一度，介護報酬は3年に一度改定されることとなっており，改定に向けて厚生労働省が設置する審議会等において議論がなされ，最終的に大臣が決定し公布することとなっています．本会は審議会に委員を輩出しているわけではありませんので，直接制度の決定過程に参画できるわけではありませんが，団体としての要望書を提出したり，必要な資料を提示した上で，審議会等の場において使用してもらえるよう官僚と折衝を行ったり，政治家とも交渉を行ったりしています（図1）．

　保険外とは上記の報酬以外の場面において，理学療法士が活躍できる場をいかに増やしていくか，という点です．理学療法士が持つ知識・経験を生かして，様々な活躍の場を増やしていくために，本会としてサポートや制度設計を行っています．

　制度の変更を要望するにしても，現状の細かい制度や，国が制度をどういった方向に持っていこうとしているかを理解していないといけませんし，現場で起きていることを知り，どうすればより良い制度になるかを考えないといけません．要望や資料を提出するためには，その根拠となるデータが必要なので，データを作るためには調査を行い，資料作成を行うことが必要です．理学療法士の活躍の場を増やそうと考えた際には，今世の中でどのような変化が起こっており，どのようなニーズ・シーズがあるかを知る必要があります．そのため普段は，調べる，足を運んで情報を集め

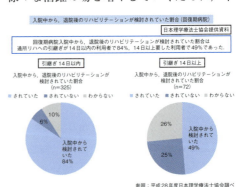

図1　資料の例
第365回中央社会保険医療協議会総会（平成29年10月25日）
本会が提供した資料を基に，国の審議会において議論がなされる

る，人に聞く，考える，資料を作成する，議論する，という非常に地味な仕事をしています．

② 仕事の良い点と悪い点

　自分で問いを立てて，社会課題を解決していく方策を考え実行していく仕事ですので，常に困難が目の前にありますが，非常にやりがいのある仕事です．また国の制度が身近にあることは，ものすごく楽しみを感じられる点です．以前，あらゆる制度はどこか遠いところで誰か賢い人が勝手に決めているものだと思っていましたが，入職後私が作った資料で制度が決定されていく様を見たときは感動しました．一方で制度改定間際になると業務量も増えるので，月の残業時間が100時間近くになることもありました．収入に関しては，公務員に準じた（と思われる）俸給表が設定されているため，特別高いわけではありませんが，一家を養う上で困窮するほどではありません．

私のキャリアパス

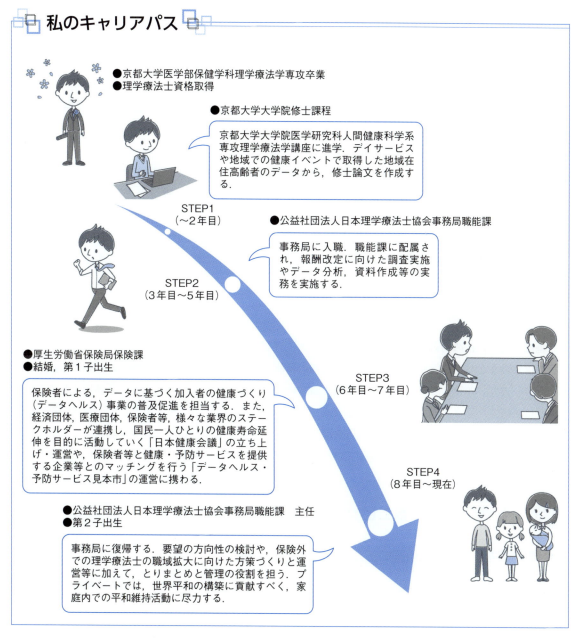

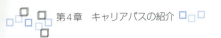

③ この仕事には，どのような人が向いているか

　もっとも重要と考える能力は，様々なステークホルダーを納得させるだけの資料の作成能力や議論できる力です．仕事の特性上自分だけで仕事が完結することはなく，自分が他人に働きかけて，他人に何かを実行してもらうことで初めて成果となるからです．また自分でやりたいことを設定しやり抜く力がないと，人に言われるがまま仕事をしないといけなくなりますし，今現場で何が起こっているかを把握するための探求力や想像力は不可欠です．その他事務局なので事務的な処理能力は必要ですし，すぐに現場のことを聞ける人脈の広さや，すぐに必要な資料を取り出す，作成することができる，という意味での瞬発力が意味をなしたと感じる場面も多々あります．

2 ― 学生時代，そしてPT/OTとしてのスタート

① 学生時代の興味・関心，考えていた将来

　学部生の頃は大半を体育会系の部活動（少林寺拳法部）に忙しくしていたので，あまり細かく興味を持って勉強することも，将来を考えることも，いろいろな情報を取りに行くこともありませんでした．そんな中実習に出て，職人的な「神の手」と呼ばれるようなセラピストにお会いし，どんな患者さんとも柔和に接し理学療法を提供するセラピストを見る中で，この人たちには太刀打ちできない，何か違う生き方を考えなければ，と感じました．

　そこで研究者になりたかったわけではありませんが，臨床で現場に出ることに不安を感じ，恩師から誘っていただいたこともあり，大学院に進学しました．当時の私は，理学療法士のフィールドは，病院勤務の臨床家か，大学の研究者か，の二択しか知らなかったのです．大学院入試の試験官からは「将来研究者になりたいのか，臨床家になりたいのか」と聞かれましたが，「まだ分からない．すべての選択肢を残したいから進学する」と答えました．臨床から逃げたのみならず，選択することも先延ばしにして，決断から逃げました．

② 卒後すぐに従事した仕事について

　施設・地域住民の高齢者の体力測定を行ったり，予防の観点から体操事業を運営したりしました．当時は知らなかった理学療法士の地域での役割の可能性を感じ，全く異なる分野での活動に心躍りました．一方で，並行してデータを取って修士論文のために論文化するわけですが，活動に比してその過程は苦痛で，思うように作業が進みませんでした．大学院の2年間で研究者としての適性がないことはよく分かりましたので，何か他の道を探さなければなりませんでした．地域で訪問にでも従事しながら将来について考えようかと思っていたところ，最終的には恩師から現職場の募集が出ていることを教えていただき，応募しました．

3 ― 転機にまつわるエピソード

① 理学療法士としての活躍の広がりを感じた修士時代

　1つ目の転機は恩師との出会いです．病院か研究かしか知らなかった私が，恩師の研究室に配属され，地域での予防活動に携わり，通所事業所の利用者達と接し，地域活動の関連で行政で働く理学療

法士と関わる中で，ひょっとして理学療法士はもっと様々な活躍の仕方があるのではないか，と感じました．この時感じたことは，今の私の仕事の原点になっています．また，先述の通り現職場も私の適性を見抜いていた恩師からの紹介でした．

余談ですが私が就職のために上京したのち，恩師も関東の大学に赴任されました．今では家族ぐるみのお付き合いをさせていただいており，またご近所にお住まいなので，子どもの幼稚園のこと等相談に乗っていただいています．

② 厚生労働省での日々

2つ目の転機は厚生労働省での勤務です．厚生労働省は出向して早々一人で国会議員に政策説明に行かされる等，いい意味でも悪い意味でも出向者とプロパー職員の差別が全くないところで，当初は戦々恐々としていました．ある程度対応できるようになったと思えるほど，度胸と瞬発力がついたと感じたのは出向も終盤に差し掛かったところでした．また2年1ヶ月間の出向期間を通して，同じく某民間企業から出向して来られている方と2人で同じ担当だったのですが，昼夜・平日休日問わず，ずっと一緒に仕事をしていました．この方が優秀な方で，発想や議論の仕方，仕事上のリスク管理等，仕事の仕方をたくさん学びました．国の機関が，こういった優秀な民間からの出向者で成り立っていることは指摘しておきたいと思います．厚生労働省に出向していた期間の成果として，具体的に重要な制度改正を成し遂げたわけでも，省の内部に絶対的で強固な人脈を築いたわけでもありませんが，私の中に仕事をする上での姿勢ややり方，考え方のロールモデルを確立できたことは，非常に大きな成果でした．

③ 後　悔

今思い返すと，進路を選択する場面においては視野が狭く，限られた選択肢の中から選べる選択肢を選んできたように思います．もっと学生時代からいろいろな人の話を聞いたり，足を運んだり，本を読んで知見を広めたりしていれば，違った選択が可能であったかもしれませんし，さらに多様な角度から物事を考えることができるようになっていたかもしれません．今，仕事をする上でお世話になるような多様な方々を知るための一手を当初から打たなかったことは，今でも心残りです．

4 ― 自分の将来に悩んでいるセラピストへ

今でこそこれだけやりがいがあり，自分を高められる仕事についていますが，それまでの道筋は先述の通り，様々なことから逃げてきた8年間でした．臨床から逃げ，研究から逃げた結果が今なのであれば，逃げることも決して悪いことではないと思います．逃げて逃げて，いろいろな体験をして自分を知ってください．

一方で私もまだまだ将来に悩んでいます．何をすれば自分は最大限社会に貢献できるのか，自分の使命は何なのか，自分は何のために生まれてきたのか．悩み続ける先に答えがあると信じて，今日も会社に向かいます．

ホームレス状態の人の生活再建を支援する作業療法士

渡邊 乾
(訪問看護ステーションKAZOC)

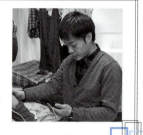

1 ― こんな仕事をしています

① 現在，従事している仕事

　2013年に練馬区と池袋で精神科専門の訪問看護ステーションを立ち上げました．また，グループホーム，相談支援事業所も運営しています．作業療法士は私を含めて8名のスタッフが働いています（その他の職種は看護師14名，PSW1名，心理士1名）．

　私たちが行っている活動の特徴は，日本の精神科医療が抱える「入院中心から地域生活中心への転換」「長期入院者の地域移行・退院促進」という課題に対し，その解消を目指し，①長期にホームレス状態に陥った重度精神障害者に対して，生活再建のためにアメリカで開発されたプログラムであるハウジングファースト，②フィンランドの西ラップランド地方で，急性期の精神症状に対しての介入方法として大きな成果を上げているオープンダイアローグ，③北海道浦河べてるの家式の当事者主体の精神保健活動，という3つの取り組みをいくつかの団体と連携しながら行っている点です．

　昨今，数多くの訪問看護ステーションが立ち上がっています．私たちはその中でとりわけ困難な状態に陥った人たちを対象としており，国内外で大きな成果を上げている活動を取り入れながら，「精神障害があっても地域生活は継続可能であることを証明する」ことを目標に活動を行っています．

② 仕事の良い点と悪い点

　地域生活支援の大きな魅力は，入院中の介入時に生じてしまう制約を大きく超え，当事者のニーズやペースに合わせ，あらゆる手段を用いて支援が可能なことです．とりわけ，継続的に生活の場に直接出向くことが出来る訪問看護では，衣食住に関すること，人間関係に関すること，書類や手続きに関することなど，地域生活の中で生じる様々な困難に個別性をもって対応し支援をすることが可能です．入院医療に携わっていた時に感じていた治療構造や枠組みに対しての窮屈さを感じることなく自然体で立ち振る舞うことが出来ています．

　デメリットは，精神科領域の地域作業療法に従事している作業療法士の人数が少ないため，支援の方法に迷った時に相談をしたり参考にする先行事例が少ないことです．そもそも，精神科領域に絞ると自分が働きたいと思った地域での求人が少ないため，地域で働き始めること自体が難しくなっているのが現状です．まだまだこれから切り開いていかないといけない分野になっています．

③ この仕事には，どのような人が向いているか

　専門職の特性を理論派と感覚派に分けるとすると，感覚派の人が向いているように思います．精神疾患に対する対応は，感情や身体感覚，人と人との関係性に注意を払い大切にするため，自身や他者の感情に向き合うことが得意な方が良いように思います．また，選択肢を絞り正解を導き出す思考パ

ターンよりも，選択肢を広げ多様性を広げる思考パターンの方が良いのではと思います．

さらに，当事者の地域生活の維持・継続を支援するためには，他職種との連携や他事業所間を横断したネットワークの構築，インフォーマルな資源の開発など，ソーシャルワークの視点が重要になってきますので，そこに関心がある方が良いと思います．

2 ― 学生時代，そしてPT/OTとしてのスタート

① 学生時代の興味・関心，考えていた将来

私が作業療法士の存在を知ったのは，母親が長年精神科病院で作業療法助手をしていたこと，私が高校生になった年に父親が作業療法士になり精神科病院に就職したことがきっかけです（ちなみに妻と弟もOT）．学生時代，両親が精神科病院で働いていたので，私も精神科病院に就職するものだろうと思っており，その他の選択肢は特に考えていませんでした．しかし，だからと言って特別精神科

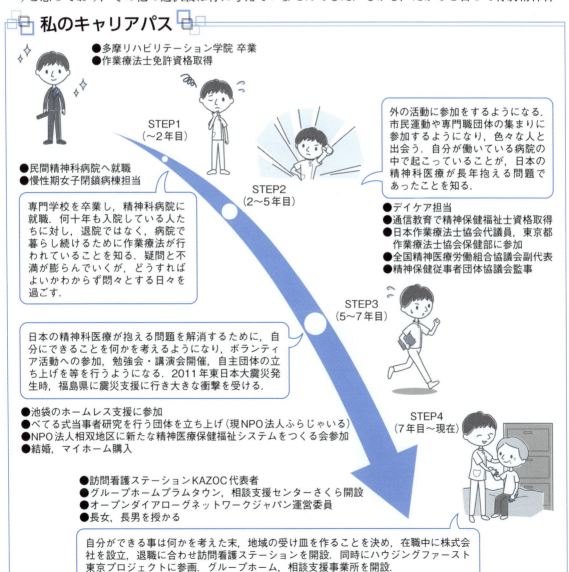

私のキャリアパス

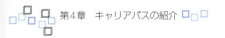

医療について深く学んだわけでもなかったので，就職後，大変な苦労をすることになりました．

② 卒業後すぐ従事した仕事について

入職して最初に配属されたのは慢性期女子閉鎖病棟という平均在院日数20年に及ぶ病棟でした．そこで私に与えられた仕事は，その病棟に入院している患者さんに，カラオケ，折り紙，塗り絵，風船バレー等のレクリエーションを日々提供し，ストレスを溜め込まずに安心・安全に入院生活を継続してもらうための一助を担うことでした．

学校で学習したリハビリテーションと，精神科病院の中で利用されるリハビリテーションとの落差にずいぶんと戸惑ったことを覚えていますし，結局，最後までなじむことが出来ませんでした．当時，私の働いている病院ではなぜこのような状況がまかり通っているのか理解出来ませんでした．とにかく，このままここにいてはダメになるという危機感を強く抱いていました．

3 ─ 転機にまつわるエピソード

① 病院の外へ．いろいろな人との出会い

私にとっての転機は，病院の外の活動にあれこれと参加するようになり，そこで出会った人たちからの学びによって得られました．就職した最初の年，このままここで働き続けることは無理だと思い，転職先を探すつもりで色々な集まりに参加するようになりました．それまでは精神科作業療法の勉強会にしか参加したことがなかったのですが，市民運動，障害保健・福祉領域，諸外国での取り組み，当事者活動，ホームレス支援等，様々な集まりに行くようになり，たくさんの人に出会いました．

そこで私が学んだことは，日本の精神科医療は入院中心・長期入院という問題を持っていること，そして，先進国の多くがその課題を克服し，地域支援中心へとパラダイムシフトを完了させていること．私が働いている病院で起こっていることは，日本中の精神科病院の中で起こっているという事実を知りました．

病院の外の活動へ参加したことで，自分自身が置かれている状況の全体像を客観的に理解することが出来るようになったことが大きな収穫でした．そして，飛躍的に多くの情報と新たなネットワークを得ることになりました．そのことで，私は自分の人生を少しずつ，自分の力で変えていく動力を得ることになっていきました．

② インプットからアウトプットへ

もともと転職活動のために始めた病院の外の活動から，徐々に，学習会，集会，機関紙，ミニコミ誌等での発言や寄稿の依頼が来ることになりました．また，知り合った人たちと新しい活動を行う機運の高まりが訪れました．

2011年東北の大震災の際，福島県相双地区では原発事故によりすべての精神科病院が閉鎖になり，精神医療が失われた状態となりました．それを再建するため，NPO法人「相双地区に新たな精神医療保険福祉をつくる会」が立ち上がり，そこに参加出来たことが，私に強い影響を与えました．復興を目指し奔走する被災地の人たちを見て，私は自分の住む地域で自分のやるべきことをやらなければならないと感じ，勉強会や講演会を開くようになりました．

その中で，現在の活動に繋がる池袋でのホームレス支援への参加や北海道浦河べてるの家で取り組まれている当事者研究を行う団体の立ち上げに関与していきました．

色々なことを教えてもらい助けてもらう立場から，自分で大切だと思ったものを作っていくという主体へと徐々に変化していきました．

③ パラダイムシフトを起こす蓋然性の高まり

日本の精神科医療の問題点のひとつに，地域生活支援の受け皿の不足という課題があります．しかし，地域の受け皿と言っても具体的にどの様な支援があればよいのか，実はあまりよく分かっていないのです．つまり，受け皿問題は言い換えれば，「どうすれば精神障害をめぐる問題を地域で対応し支援することが出来るのかよく分からない」ということになります．

私はそこに対してのいくつかの仮説とそれを実行するために必要な仲間を得ることが出来ました．その仮説のひとつがハウジングファーストプログラムです．ハウジングファーストで大切なことは，ノージャッジメントで当たり前の権利である住まいを取り戻すことを最優先することにあります．そのことにより回復するのは失われた尊厳であり，生活再建に向けての自律心です．このような支援による在宅維持率が80%を超えるという成果が世界の多くの先進国から出ています．もし，このハウジングファーストを日本でも再現することが出来たとしたら，私は精神科病院に長期入院をしている人たちの地域移行・退院促進も同様の方法で支援が可能なのではないかと考えました．

もし，想像した通りに地域支援システムが構築できれば，パラダイムシフトを実現できるのではないか．そう思い，仲間と共に訪問看護ステーションKAZOCの開設をしました．

私たちの思考する活動のすべてに通底する根幹，それは，どんなに困難な状況になったとしても，「人として」当たり前の何か（尊厳，権利，善意等）を大切にするということです．

4 ― 自分の将来に悩んでいるセラピストへ

精神科領域に従事する作業療法士では，病院に勤務している方の割合が9割を超えています．つまり，これだけ施設から地域という社会全体としての機運が高まっていても，地域で働く精神科領域の作業療法士は1割に満たないということです．このような現状を前提として，僭越ながら3つの助言をさせていただきます．①組織が自分の自らが上げた成果を正当に評価出来なくなった時が動くタイミングである，②木を見るために森を見る必要がある，③ニーズに適応させた支援を行う．

①は，例えば病院で個別作業療法を実施したとして，そのことにより患者が顕著に回復したとします．しかし，病院の経営者から採算性が落ちるから集団以外は時間外にサービス残業でやるようにと言われたとします．この病院ではあなたの定義した成果を正当に評価されることはありません．その時が，あなたと価値観を共有することができる他の場所を探すタイミングです．②は私が社会人になってから痛く実感したことです．広い視野で物事を見られると，今言葉では説明することが出来ない現場で起こっている不可解な出来事を本質的に理解することが出来ることがあります．そのヒントは必ず「外の世界」にあると私は思っています．私たちは意図して病院の外へ出る必要があります．③は独立起業を考えている人には特に重要なことだと思います．これまでの医療は得てして提供する支援の範囲を医療機関が決定し，それを患者に提供するという事業構造でした．しかし，それとは真逆の手法により，これまでにはなかったほど大きな成果を上げる組織があります．それがニーズを特定し，そのニーズに合わせて支援構造をオーダーメイドするという手法です．私はその具体例として，フィンランドの西ラップランド地方で取り組まれているオープンダイアローグやオランダの地域ケアモデルであるビュートゾルフを知りました．これからの私たちの進むべき方向を示す重要なキーワードになると考えています．

医療ビッグデータで診療の実態を分析する理学療法士

金沢 奈津子
(国立病院機構本部総合研究センター診療情報分析部)

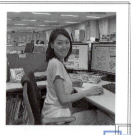

1 ─ こんな仕事をしています

① 現在，どのような仕事に従事しているか

日本には全国に141の国立病院が存在しますが，それらを運営する独立行政法人が国立病院機構（National Hospital Organization：NHO）です．NHOには，急性期医療を担う病院だけでなく，障害者医療や精神医療など様々な専門性・機能を持つ病院があり，全病床数は約5.4万床，職員数は約6.2万人という国内最大級の病院ネットワークです．私は，NHOの本部総合研究センター内にある診療情報分析部で，研究員として働いています．

診療情報分析部の主な仕事は，全141病院の診療情報を分析し，医療の質向上に資する情報をNHO全体に発信することです．診療情報とは，レセプトデータおよびDPCデータのことで，病院が医療費を請求するために作成する，いわゆる病院の明細書です．データには，基本的な患者情報をはじめ，入院および外来の診療情報や医療費など，あらゆる情報が含まれます．NHO本部には年間のべ1,000万人分を超える診療情報が集積されます．こうしたデータを分析すると，例えば，脳梗塞患者に対するリハビリの平均開始日数や，推奨される薬剤の処方割合など，好ましい診療行為の実施状況を数値化することができます．これは臨床指標あるいはQuality Indicatorと呼ばれ，医療の"質の高さ"を客観的に表すものです．私たちは100を超える臨床指標を独自開発し（「臨床評価指標[1]」），それを利用した"医療の質の改善事業[2]"を統括・運営しています．具体的には，私たちが分析した臨床評価指標の結果を，各NHO病院が利用して改善を図るのですが，改善計画立案や活動実践をサポートするため，全病院を対象とした研修を開いたり，全国各地の病院を訪問し会議や講演を行ったりします．この他にも，研究者として競争的資金を獲得しながら，診療情報を使って自身の研究課題に取り組み，学会発表や論文執筆も行います．

② 仕事の良い点と悪い点，雇用形態，収入，職場環境など

この仕事の良い点は，基本的に自身の裁量で仕事ができるところです．仕事の進め方やペースが自分で決められるので，ライフワークバランスも取りやすいと感じます．

現在，私には0歳の子供がいますが，子供を持つ職員が多いので理解を得やすく安心できます．妊娠中から，職場との業務調整や休暇の交渉，保活も含めた役所関係の手続き，自身の研究費の調整など，想像以上に多くの段取りが必要でした．相談できる人や経験者が多かったのは非常に助かりました．収入は，大学の助教レベルと聞いていますが，現状で満足しています．

③ 必要とされる知識，能力，どのような人が向いているか？

まず，医学研究，特に疫学研究に関する知識は必須で，加えて診療情報や臨床指標を分析・解釈で

私のキャリアパス

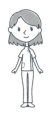
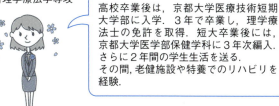

● 京都大学医学部保健学科理学療法学専攻
● 理学療法士資格取得

高校卒業後は，京都大学医療技術短期大学部に入学．3年で卒業し，理学療法士の免許を取得．短大卒業後には，京都大学医学部保健学科に3年次編入．さらに2年間の学生生活を送る．
その間，老健施設や特養でのリハビリを経験．

STEP1（～5年目）

● 京都桂病院リハビリテーションセンター

京都桂病院リハビリテーションセンターで常勤理学療法士として5年間勤務．そこで脳血管疾患，呼吸器，運動器，心大血管疾患リハビリテーションを経験．特に心大血管疾患リハビリテーションに注力．

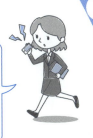

STEP2（6～7年目）

病院を退職し，京都大学大学院医学研究科社会健康医学系専攻修士課程に進学．2年後に修了しMPH（Master of Public Health）を取得．大学院時代は，勉学の傍ら専門学校の非常勤講師を経験．

● 京都大学大学院修士課程
● 関西医科専門学校非常勤講師

STEP3（8～9年目）

● 結婚
● 国立病院機構本部研究員
● 東京医科歯科大学大学院　博士課程入学

大学院の卒業後，結婚して東京に移住．国立病院機構本部の研究員に着任し，「臨床評価指標」「医療の質の改善事業」等に従事するとともに，診療情報を用いた研究を遂行．着任翌年から，東京医科歯科大学大学院医歯薬総合研究科・医療政策情報学講座に社会人博士として進学．

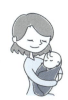

● 国立病院機構本部研究員
● 東京医科歯科大学博士課程大学院生
● 出産

STEP4（10年目～現在）

引き続き，国立病院機構本部の研究員として勤務しつつ，大学院に通う．3年目には第一子を出産．現在は子育てと仕事と学業に奮闘中．

きる知識・能力も必要です．改善事業では，企画の発案から始まり，事業の立ち上げ・運営・管理，さらに各病院の活動サポートまで担当するため，あらゆる立場の人とのコミュニケーション能力・調整能力が非常に重要となります．また，急性期～慢性期医療，地域医療の現場を知ることや病院運営の視点を持つことも必要だと思います．

　診療情報を用いた研究には，医療全体をマクロに捉える視点を持てる人や，医療の制度・政策に興味がある人が向いていると思います．

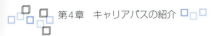

2 ― 学生時代，そしてPT/OTとしてのスタート

① 学生時代の興味・関心，考えていた将来

　学生時代は，ただぼんやりと卒後は急性期病院で働けたらいいなぁ…と思っていただけでした．ごく一般的な人生を思い描いていたので，数年働いたら結婚して子供を産んで，子育てしながら週数回のパートで働く自分を想像していました．

　ただ，最初に入学した短期大学の卒後は，学士を取得するために4年制の大学に編入することだけは決めていたので，3年生の時は編入試験も視野に入れて実習や卒業論文と並行して入試の勉強をしました．編入し，さらに2年間の学生生活を送りましたが，ほとんどの単位は取得済で，しかも理学療法士の免許も取得済だったので，臨床経験を積むために週に数日老健施設や特養でリハビリのバイトをしました．ここでの経験は慢性期医療，地域医療，介護の現場を知る貴重な機会となり，その後の急性期病院勤務や今の仕事に非常に役立っています．

② 卒後すぐに従事した仕事について

　卒後は500床強の急性期病院に勤務しました．この病院は学生時代，臨床実習でお世話になった病院でした．幅広い疾患のリハビリテーションが経験でき，さらにリハビリテーションセンターの職員全員が大変勉強熱心で，学生に対しても非常に丁寧な指導がされており，学生の頃から就職先の第一希望として考えていた病院でした．また，ここでは病院全体のリハビリに対する理解が高く，急性期病院に勤務する理学療法士としては非常に理想的な現場を経験できたと感じています．リハビリの具体的な内容としては，脳血管疾患，運動器疾患，呼吸器疾患，心大血管疾患のリハビリテーションを経験しました．3年目からは心臓リハビリテーション（心リハ）に携わりました．心リハは，私が臨床経験の中で最も興味を持ち注力した分野で，後に心リハ指導士の資格も取得しました．ここでの経験が後の転機につながっており，また今の研究テーマにもなっています．また，私に心リハを教え指導してくださった先輩方も非常に向上心の強い，人間味溢れる方々で，彼らとの出会いも私のその後の生き方・考え方に少なからず影響しています．ここで心リハを経験できたことは，私の人生においてとても重要なポイントになっています．

3 ― 転機にまつわるエピソード

① 臨床家から研究の道へ

　心リハに携わっていろいろと学んでいくうちに，こんなにも有益なものがなぜ日本では十分に普及していないのか？という疑問を持つようになりました．それをきっかけに，関連するいろいろな論文を読むようになり，診療ガイドラインやEvidence Based Medicine（EBM）に興味を持つようになりました．そんなときに，友人から公衆衛生大学院の存在を教えてもらい，またその友人の研究の手伝いで，診療ガイドラインの開発の現場に少し関わらせてもらいました．そして，ここなら自分の疑問・興味についてもっと深く勉強できるかもしれないと思ったことが，研究の道に進む転機となりました．ちょうどこの時期，自分の理学療法士としての将来について，いろいろ考えていました．もちろん臨床家の仕事にはやりがいを感じており毎日充実していましたが，遠い将来を見据えたとき，目

の前の患者さん一人ひとりへの貢献以外にも，制度・政策面から患者あるいは社会全体への貢献ができるような仕事がしたいという思いが芽生えていました．どうすればその思いが実現するのか模索していたタイミングで大学院を知ったので，一気に進学の方に気持ちが傾いたと思います．志望の大学院に進学するには，いったん仕事をやめなければならず，学費・生活費等を考えると金銭的な面での負担は避けられませんでした．また，卒後どんな仕事に就けるかも分からない状況で，いったん無職になるという選択をすることは，正直不安もありましたが，それ以上に現状を打破したい思いが強く，進学の道を選択しました．

② 診療情報データベース研究との出会い

大学院では，自身が所属した研究室がレセプトデータベースを使える環境だったことと，そのデータベースが自身の研究テーマにフィットしていたことから，レセプトデータベースを用いた心リハ普及率の調査研究を行いました．当然ですが，それまでそんな大きなデータを扱った経験はなく，データを処理するための知識もスキルも作業環境も，何もかもがゼロからのスタートだったので，最初は本当に苦労しました．しかし，少しずつ技術を習得してくると，自分の手で日本の診療の実態を明らかにし問題を浮き彫りにできることが非常におもしろく，またこうしたデータベースに大きな可能性を感じました．そうした経験から，卒後は大規模な診療情報データベースが使える環境で研究をしたいと考えていました．そんなときに，偶然大学院の先輩が今の職場で働いていることを知り，直接話を聞けたことがきっかけとなり，現職に就くこととなりました．

4 ― 自分の将来に悩んでいるセラピストへ

私自身，今のような仕事に就くことを昔から希望していたわけではなく，また自分で道を切り開いていくタイプでもありません．ただ，その時その時に興味を持ったことに注力しつつ，困ったら周りに助けを求め，助言に耳を傾けるようにした結果，臨床のPTから今の仕事への道が開けたと思います．

どんな小さいことでもいいので（理学療法以外のことでも）興味を持てることを見つけて熱心に取り組むこと，新しい人間関係や環境に飛び込むことを恐れないこと，素直でいること，が重要だと思います．実は私は，数年前までは今とは真逆で，無難に生きることがモットーで新しい環境に飛び込むなんて真っ先に避けて通るようなタイプでした．そんな中で縁あって思い切って進学した大学院でしたが，研究室の同期生とは進学の動機などに共通する部分が多く，すぐに分かり合える仲間になりました．自分から求めて動けば，新しい居場所が見つかるものだなぁと感じたことを覚えています．それ以降，新しい環境を恐れなくなったように思います．

実は，私が大学院進学を決心するきっかけになった言葉があります．「やってしまったことへの後悔は日に日に小さくなるけれど，やらなかったことへの後悔は日に日に大きくなる」．電車の中吊り広告でたまたま見かけたフレーズでしたが，当時の私の心に強く響きました．それ以来，人生の選択に迷った時にはいつも思い出すようにしています．私の経験が，少しでもお役に立てば幸いです．

文　献

1) 国立病院機構：臨床評価指標．(https://nho.hosp.go.jp/treatment/treatment_rinsyo.html)〔2019/03/05確認〕

2) 国立病院機構：PDCAプロジェクト．(https://nho.hosp.go.jp/treatment/treatment_pdca.html)〔2019/03/05確認〕

地域で認知症に関わる作業療法士

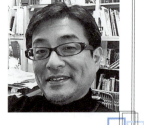

小川 敬之
（京都橘大学健康科学部作業療法学科）

1 — こんな仕事をしています

① 現在こんな仕事に従事しています

　私は現在京都橘大学健康科学部作業療法学科の主任教授として働いてます．臨床15年，研究・教育18年が経過していますが，そのほとんどが認知症の人の作業療法を濃い霧の中を手探りで歩んできたような歳月でした．厚生省（現厚生労働省）に認知症対策室が設置されたのが1986年．まさに日本の認知症施策と共に歩んできた歳月といえます．若いころは医療という職域の中で，認知症という病をどうやって治療するか，障害を軽くするかばかり考えていました．今ではそうしたことの大切さもわかった上で，認知症という病を持ちながらもその人本来の生き方や考え方が守られ，尊厳を持って生き抜くことのできる地域づくりを研究者，臨床家と共に行っている毎日です．大学の教育では，現場で感じたこと，教科書には書いていないこと，学生時代に経験すべきことを学生に伝え，現場に触れてみたいと言う学生には一緒に連れ出して現場感覚・臨床感覚を体感してもらう学びの場も多く提供しています（図1）．

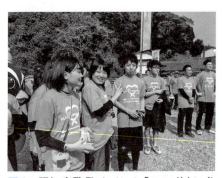

図1　認知症啓発イベント「RUN伴」に参加している学生たち

　作業療法が日本で産声を上げて50年の歳月が過ぎました．法に定められた医療職としての立ち位置は医学モデルを中心とした思考・実践で障害に対峙してきた歴史です．しかしできの悪かった私は思考から実践に移るのではなく，常に実践から多くの失敗をする中で考え，学んでいくスタイルであり，最近ではそれこそが「私」の作業療法の形だと思っています．そのような思いを強くした実践として2014年に「NPO法人 地域支援センターつながり」を立ち上げて，2017年には合同会社SA・Te黒潮という水産加工会社を企業家たちと立ち上げたことです．NPO法人を仲介にした行政と企業が連携をした社会的企業として社会課題の解決に微力ながら取り組んでいます．年間60〜70回ほどの講演や多くの委員会に呼んでいただき，そこでは作業療法の視点から社会課題の解決方法を探る提案を行っています．

② 仕事の良い点と悪い点

　臨床では医療系，福祉系のスペシャリストと関わることが多かったのですが，大学では様々なバックグラウンドを持った研究者，実践者がいます．大学で働くようになるとそこには哲学者もいれば分子レベルの研究を一筋に行ってきた研究者もいました．一つの事柄についても様々な切り口があり，そのどれもが筋の通った考え方であり正解でもあります．多様性をもって物事に関わることの大切さ，そうした実感をもって研究や実践を行えることは，恵まれた環境といえるかもしれません．た

だ，社会貢献，研究，教育をバランスよく行っていく大変さはあります．まさに秘書が必要なぐらいの情報量とそれを消化していく行動力が求められます．

③ この仕事には，どのような人が向いているか

向き不向きは基本的にありませんが，私のように地域に出て様々な職種，分野の方々とお付き合いするには，やはり自分の無知を知り，どのようなことでも興味を持って聞き耳を立て，そして動きながら考え，失敗しても挫けず，腐らずに走り回ることです．そうした人であれば，思わぬ繋がり，成果を得ることができると思います．作業療法は医療的な介入で整った体と心をその人の実生活に結び付けていく仕事です．教育機関で学んだその先のことに関わる仕事が多くあります．挫けず，腐らず，走りながら考えるというのは未知の世界に挑む心に似ています．その心があれば作業療法という仕事を通した教育・研究，地域実践は何倍にも楽しい仕事になると思っています．

私のキャリアパス

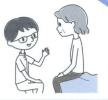
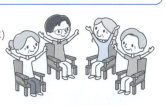

- 労働福祉事業団九州リハビリテーション大学校作業療法学科卒業
- 作業療法士資格取得

● 身体障害系病院に勤務

ハンド，頚椎症，脳卒中後後遺症のリハに勤しむ．技術，知識のなさに懸命に本を読み，技術を習得するべく先輩OTの技をひたすら観察していた．

STEP1
（卒業〜3年）

- 認知症専門病院に勤務
- 結婚，一男一女を授かる

当時，認知症のリハを行っている病院，施設はほとんどなく，本や数少ない病院，施設に見学に行って認知症の作業療法を手探りで実施していた．また他職種との連携についても多くを考えさせられた時期である．認知症の作業療法を実施している施設，病院は少なく，講演依頼や演習依頼が来るようになる．

STEP2
（4年〜12年）

STEP3
（12年〜15年）

認知症の人の生活支援・環境整備に取り組みたい思いから，病院が建設した特別養護老人ホームに転属する．ここでは少人数によるユニットケアの実践を行い，少人数による環境の検証などを行った．また，介護職と共同で生活支援が行えるように，症候で認知症の人の行動特性や対応方法の共通認識が持てる評価方法「類型化評価」を開発した．

STEP4
（15年〜33年）

臨床で実践してきた活動のまとめが行いたいという思いが強くなり，その時に大学講師の誘いがあり，臨床を離れて大学に行くことを決意する．当時は学位もなかったが，論文や研究実績が多少なりともあり，講師相当に準ずるということで大学講師で就職することができた．認知症の行動特性に関する研究を行う傍ら，博士課程では認知症も含む高齢地域住民の慢性腎臓病と活性ペプチドと年齢の関連で研究を行った．

STEP5
（33年〜）
● 京都橘大学

- 明星大学人文心理学科（人文心理学士）
- 九州保健福祉大学大学院 修士課程（保健科学修士）
- 宮崎大学大学院 博士課程（医学博士）
- 『認知症の作業療法』（医歯薬出版）執筆

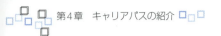

2 ― 学生時代，そしてOTとしてのスタート

① 学生時代の興味・関心，考えていた将来

　九州リハビリテーション大学校時代の私は俗にいう成績も態度も最低，最悪の学生でした．遊びは一生懸命，勉強は惰性で，だからすんなりと進級できるはずもなく，見事に留年をして，それからは少し心を入れ替えて勉強はしたつもりですが，成績は低空飛行でした．

　ある日，これを逃せば留年するという外来講師の演習授業をすっぽかし，後にその先生に直談判して個人レッスンを受け，無事にレポートを書いてほっとしていたところに教員からの呼び出し．決められた時間に来ないで，勝手に外来の先生にお願いして形式だけのレポートを書くという身勝手で，卑怯な行動はいかがなものか！　同級生皆にその行動について問うので覚悟をしておきなさい！　と言われ，翌日の講義の初めに椅子の上に立たされ「さあ，みんな！　こういう卑劣な行為をした小川君をどう思う！　意見しなさい！」と．今ではこんな教員も学生もいないと思いますが，鮮明に覚えている学生時代の一コマです．結局，同級生たちも何を言っていいのかもわからず，謝罪の言葉と反省文を書くことでその場は終わったように記憶しています．学生時代に記憶していることは，友人との泣笑，退屈な授業，車，彼女，海，音楽であり，将来これをしたい，あれをしたいという明確なものはありませんでした．ただリハビリテーションは日本の医療にとって今後大切な分野となり，君たちがそれを作り上げていくんだよ，というメッセージは常に教員からもらっていたように思います．劣等生の私にもそうした希望の種を植え付けてくれた先生方には今でも感謝していますし，「希望の種を植える」というのは私の教育方針の柱となっています．

② 卒業して従事した仕事

　卒業してすぐに身体障害（特に整形疾患の術後リハ）の病院で働きました．そこでは先輩OTの手技を横目で見ながらマネをし，専門書を調べて実践してということを繰り返す中で，技術が確かに身についていくという実感がありました．学生時代勉強嫌いだった自分が嘘のように本を読んだり，他の病院に学びに行ったりという行動をとっていたことは自分でも驚きでした．

　就職で悩んでいる学生からよく質問されます．「この病院はどう思いますか？」「身障，精神科の分野は……？」それに対する回答は持っていません．それは相手がどうであるかということと同時に，自分がその中に飛び込んでどのように泳ぐかということとセットだからです．飛び込んでみないとその中の世界はわかりません．私はいつも「何某かの縁があり，その施設に目が止まったのだから，あまり難しいことは考えずに行ってみたらどうか」と話しています．ちょっと無責任でしょうか．

3 ― 転機にまつわるエピソード

① 認知症医療の世界へ

　私の大きな転機は理学療法士の友人から「自分がいる病院で認知症（痴呆症）の病棟があり，そこで作業療法士が必要なんだけど来ないか？　地元だし！」という誘いでした．その誘いに乗って認知症専門病院に移ったことから今の自分があります．きっかけなどどこに転がり，その先どうなるかなんてことはわからないものです．

　まだ抑制が平然と行われていた時代の認知症治療病棟で，病棟内を徘徊する人，大声を上げて叫ん

でいる人，整形疾患術後の患者さんとはあまりにも違う様相に大きな戸惑いを感じたものでした．そして極めつけは，その病院で看護助手から言われた一言，「OTの人が来てくれてよかった．私たちはこの人たちの遊び相手をする時間はないのよ．うまく遊ばせてくださいね」でした．悪気はなかったと思います．ただこの言葉には怒りで心と体が震えたのを覚えています．「俺たちの仕事は遊ばせる仕事ではない！」怒りをエネルギーに変える性格の自分です．それから片っぱしから認知症関連の本を読み漁り，他の病院の認知症治療病棟に出向き先輩OTの話を聞く，病棟内の看護師の申し送りには必ず出る，入浴介助，食介，おむつ交換なんて当たり前，「認知症の人の夜の状態を知らないでしょう」と言われれば病棟に泊まり込む．若さの勢いがあったとはいえ3年間ぐらいは突っ走っていました．そうしたある日，カンファレンスで看護師長から「OTさんは生活にしっかりと添う役割を持っているんですね」という発言があったころから看護部と共同しながら様々な活動ができるようになったのです．

② より生活感のある職場への転勤そして研究・教育の場へ

治療病棟の勤務の傍ら，重度認知症デイケアの開設にも携わりました．その経験は私の視点を在宅での生活，環境の重要性に向かせたと思います．病院でBPSDが軽減しても家庭という環境が整っていなければBPSDが再燃して再入院ということになる認知症の方たちをたくさん見ました．また，病院は管理体制が整っている反面，生活感を持たせるには無理があり，もっと生活の場・雰囲気が必要だという思いが膨らんだ時に，病院が認知症の人に対応した特別養護老人ホームを建設することになったのです．すぐに特養に異動させてもらえないかと事務長に直談判しました．特養にリハ職の配置義務はない，何を言っているのだと言われました．しかし，決意の顔をしていたのでしょう．しぶしぶ承諾してもらえ，特養に異動が決まったのです．

特養では介護職，看護職と一緒に生活環境や仕事，外出など生活に添った活動をたくさん行いました．思いを持った人たちと同じ方向を見て協働する仕事はとても心地よい時間です．しかし，その心地よさに「このままで良いのだろうか？ 自分の行っていることは意味あることなのか」という思いが沸き上がってきました．その頃に九州保健福祉大学が新設され，教員を募集しているので行ってみないかと誘われたのです．

大学に行ってからも地域にフィールドを求めて授業や会議の合間に外に出ていたように思います．あまり大学に居ない教員として同僚にはかなり迷惑をかけたように思いますが，そうした同僚の先生のサポートもあって，NPO法人や合同会社の設立につながったように思います．

③ 後　悔

大学にいますので，もっと早く博士を取っていれば，見えてくる世界や関わる領域の広がりが違ったのかもしれません．しかし，私にはこの時期に博士をとったということに意味があるとも思っています．

4 ─自分の将来に悩んでいるセラピストへ

リハビリテーションという海原にはまだまだ経験したことのない世界がたくさん待っています．そして人の健康や喜びにリハビリテーションという切り口でできることは，医療保険，介護保険の枠を超えてたくさんあります．病院で自分の力が発揮できないと思ったら，病院の外に目を向けてみるのもひとつ．「Thinking outside the Box！」自分の狭い思考や世間の既成概念を取っ払って，外から物事を見た時，思わず開ける道もあると思います．

INDEX

あ

アドバンス・ケア・プランニング　45
アドバンス・ディレクティブ　44
安全管理措置　86
安全性の確保　71

い・う

医学研究のリスク　67
一次利用　85
一般企業　108
一般病床　25
一般病棟　27
医療安全　79
医療安全管理者　81
医療エラー　79
医療過誤　79
医療関連感染　82
医療施設　25
医療情報　85
医療保険　2
医療倫理の原則　65
インフォームド・コンセント　68, 70
運動系機能障害症候群　92

え

エビデンス　74
エビデンスレベル　75
エラー　79
　　──の防止　80
延命治療　44

お

応召義務　70
横断研究　74

か

介護医療院　20, 46
　　──の類型　46
介護給付費　62
介護認定審査会　15
介護報酬　35
介護保険サービス　14, 35
介護保険制度　12
　　──の財源　13
　　──の仕組み　13
介護予防　22
介護予防リハビリテーション　63
介護療養型医療施設　20
介護老人福祉施設　20

介護老人保健施設　20, 35, 38
回復期リハビリテーション病棟
　27, 31
　　──入院料　28
皆保険制度　3
科学的根拠　74
喀痰吸引　34
観察研究　74
感染経路別予防策　83
感染症病床　25
感染制御　82
感染対策　82
感染対策委員会　83
感染対策チーム　84
緩和ケア　44

き

起業　98
記述的研究　74
義務　69
虐待　48
キャリアパス　89
急性期一般入院料　27
急性期病床　30
共助　50
居宅サービス　18

く

区分支給限度額　16
グループホーム　21

け

ケアプラン　16
ケースシリーズ研究　74
結核病床　26
研究　94, 118
研究倫理　66
健康管理　56

こ

高額介護合算療養費制度　43
高額療養費制度　4
後期高齢者医療制度　41
　　──の被保険者　42
　　──の保険料　42
公衆衛生　2
公助　50
公的医療保険　2
公的扶助　2
行動規範　66

高度急性期病床　30
公費医療　11
公平の原則　65
高齢社会　58
高齢者虐待　48
高齢者の単身世帯　58
国政　110
国民医療費　59
　　──の増加の原因　59
国民皆保険制度　3
国立病院機構　118
互助　50
個人情報　85
　　──の取扱いのルール　85
　　──の保護　70, 85
コホート研究　74
混合介護　63
混合診療　6

さ

最大利益の原則　65
作業療法ガイドライン　76
サブアキュート　32
産業衛生分野　56

し

シーティング　33
自己決定権の尊重の原則　65
仕事と介護の両立支援制度　47
自己負担額　4
自助　50
システマティック・レビュー　75
施設サービス　20
事前指示　44
質の管理　77
疾病予防　56
児童虐待　48
社会医療保険　2
社会的企業　122
社会的弱者への配慮　67
社会福祉　2
社会保険　2
社会保険方式　3
社会保障　2
自由診療　6
住宅改修　21
集中治療室　30
終末期　44
終末期医療　44
守秘義務　69

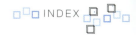

少子高齢化　54
症例研究　74
症例対照研究　74
症例報告　74
職業倫理　69
処方箋受付義務　70
審査支払機関　11
診断群分類に基づく１日当たり包括
　　払い方式　9
診療ガイドライン　76
診療所　25
診療情報の開示　71
診療報酬　8
　——の支払い方式　8
診療報酬明細書　11
診療録への記載と保存の義務　70

す

スイスチーズモデル　80
スリップ　79

せ

生活再建　114
正義の原則　65
精神病床　25
生存権　2
潜在的エラー　79
選定療養　7

た

退院支援　31, 32
大学　94, 122
タスキギー研究　67
ダブルチェック　80
短期入所サービス　19

ち

地域医療構想　50
地域支援事業　22
地域包括ケアシステム　49
地域包括ケア病棟　28, 32
　——入院料　28
地域包括支援センター　23
地域密着型サービス　20
チェックシート　80

つ

通所サービス　18
通所リハビリテーション　36, 39

て

デイケア　18
デイサービス　18

と

特定福祉用具　21
特別養護老人ホーム　20
特掲診療料　26

に

二次利用　85
日常生活圏域　49
入院料　26
　——の届出　26
ニュルンベルク綱領　66
認知症　57, 122

の

脳卒中ケアユニット　30

は

ハイケアユニット　30
ハインリッヒの法則　81
パターナリズム　65

ひ

ビッグデータ　118
ヒヤリ・ハット事例　79
病院　25, 102
標準予防策　82
病床　25
　——の機能区分　26
病床機能　25
病床機能別診療報酬　26
病床機能報告制度　26, 50

ふ・へ

賦課方式　55
福祉用具の貸与　21
プラトー　31
ヘルシンキ宣言　66

ほ

報酬点数　8
訪問看護ステーション　114
訪問サービス　18
訪問リハビリテーション　19, 38, 39
保険外併用療養費　6
保険診療　6

ポジショニング　33
ポストアキュート　32
翻訳　93

み

ミステイク　80
民間医療保険　2

む・め

無加害の原則　65
無床診療所　33
メタ・アナリシス　75

ゆ・よ

有害事象　79
要介護　16
要介護認定　15
要支援　16

ら

ラップス　79
ランダム化比較試験　74

り

理学療法士協会　110
理学療法診療ガイドライン　76
リハビリテーションの質の管理　74
リビング・ウィル　44
療養病床　25
療養病棟　29, 32
　——入院基本料　30
倫理審査委員会　68

れ

レスパイト　47
レセプト　11

ろ

老人保健制度　41

欧文

ACP　45
DNAR　45
DNR　45
DPC/PDPS　9
HCU　30
ICU　30
MSI　92
RCT　74
SCU　30

【編者略歴】

本橋　隆子
（もとはし　たかこ）

聖マリアンナ医科大学　予防医学教室
法政大学法学部卒業後,東邦薬品株式会社,中外製薬株式会社にて営業職として勤務.
2006年,北里大学医療衛生学部リハビリテーション学科理学療法学専攻卒業.同年,
理学療法士の免許取得.順天堂大学医学部附属浦安病院にて理学療法士として勤務.
2010年,京都大学大学院医学研究科社会健康医学系専攻専門職学位課程修了,修士
（MPH；Master of Public Health）取得.2014年,京都大学大学院医学研究科社会健康
医学系専攻博士課程修了,博士（社会健康医学）取得.（独）国立病院機構本部総合研究
センター診療情報分析部主任研究員を経て,現在,聖マリアンナ医科大学予防医学教室
で教鞭を執る.また,国立病院機構本部にて医療の質の改善事業を担当.聖マリアンナ
医科大学・田園調布学園大学・宮前区連携協議会専門部会委員として川崎市宮前区との
共同調査・研究にも従事.

理学療法士・作業療法士のためのキャリアマネジメント入門
トップランナー9人のキャリアパスに学ぶ　ISBN978-4-263-26594-9

2019年3月25日　第1版第1刷発行

編　者　本　橋　隆　子
発行者　白　石　泰　夫
発行所　医歯薬出版株式会社

〒113-8612　東京都文京区本駒込1-7-10
TEL. (03) 5395-7628（編集）・7616（販売）
FAX. (03) 5395-7609（編集）・8563（販売）
https://www.ishiyaku.co.jp/
郵便振替番号 00190-5-13816

乱丁,落丁の際はお取り替えいたします　　印刷・真興社／製本・愛千製本所
© Ishiyaku Publishers, Inc., 2019. Printed in Japan

本書の複製権・翻訳権・翻案権・上映権・譲渡権・貸与権・公衆送信権（送信可能化権
を含む）・口述権は,医歯薬出版（株）が保有します.
本書を無断で複製する行為（コピー,スキャン,デジタルデータ化など）は,「私的使用
のための複製」などの著作権法上の限られた例外を除き禁じられています.また私的使用
に該当する場合であっても,請負業者等の第三者に依頼し上記の行為を行うことは違法と
なります.

JCOPY ＜出版者著作権管理機構 委託出版物＞
本書をコピーやスキャン等により複製される場合は,そのつど事前に出版者著作権管
理機構（電話03-5244-5088, FAX 03-5244-5089, e-mail:info@jcopy.or.jp）の許諾を得
てください.